外反母趾は包帯1本で治せる

大学病院の専門医が考案した画期的セルフケア

著・青木孝文
（日本医科大学武蔵小杉病院整形外科部長）

マキノ出版

はじめに

　これから、外反母趾《がいはんぼし》（足の第一指〈親指〉のつけ根の骨が外側に突き出た状態）を治療する画期的な方法についてお話ししましょう。

　外反母趾を治すために、あなたがすることは、「弾性包帯《だんせいほうたい》（伸び縮《ちぢ》みする包帯）を用意して、毎晩、足の甲にその包帯を六～八回ほどグルグルと巻いて寝る」だけ。

　たったそれだけのことで、症状の軽い外反母趾はもちろんのこと、靴をはくことができないような重症の外反母趾も、もはや手術しかないといわれているような外反母趾でさえ、早ければ数週間で痛みが軽くなってきます。二～三ヵ月間、この「包帯療法」を続けていただければ、痛みの改善率は実に八五％。つまり、ほとんどの外反母趾に効果的なのです。

　この方法は、いわゆる「民間療法」の類《たぐい》ではありません。私たちが考案した治療法であり、現在、私の勤務する日本医科大学武蔵小杉病院整形外科では、この包帯療法が外反母趾の最も有効な治療法として採用されています。

　足の甲に包帯を巻くのに特別なテクニックは必要ありません。本書をよく読み、書かれているとおりに実践していただければ、誰でも簡単にできます。

使用する包帯は「医療用弾性包帯」と呼ばれる包帯ですが、どこの整形外科でも使っているような、きわめて安価な製品で、私たち専門家にとっては、とりわけめずらしいものではありません。

しかも、包帯療法の成績については、すでに学会でも報告を行い、外反母趾の治療法として、専門医たちの間でも認知されつつあります。

とはいえ、ここまでを読んだだけでは、「包帯を巻くだけで外反母趾が治るはずがない。ましてや、手術が必要とされるような重症の外反母趾がよくなるわけがない」と思われるかもしれません。これまでの常識からすれば、そうした判断もやむを得ないことでしょう。

しかし、あえて断言させていただくと、私のこれまでの臨床経験では、包帯療法の効果は、手術が必要とされるような外反母趾の患者さんでも顕著《けんちょ》なものがありました。もともと足の外科（整形外科でとくに足を専門とする科）の専門医である私の外来へ来る患者さんは、そうした重症な人たちばかりなのです。

おかげさまで、包帯療法に出合ってから、私は「外反母趾の手術をしない足の専門医」として知られるようになりました。これは私たち専門医の間では、とてもめずらしいことです。

なお、本書では、包帯療法が中足骨頭部痛《ちゅうそくこつとうぶつう》によく効くことについても言及しています。足の病気としては、外反母趾ほど脚光を浴びることはありませんが、潜在的な患者数はかなりあると思われるものに中足骨頭部痛があります。

この病気は、足の指のつけ根あたり（このあたりを中足骨頭部といいます）が痛むもので、ひどくなると、床に足をつけるだけで、頭のほうまで突き刺さるような激しい痛みを訴えます。

従来、中足骨頭部痛に対しては、足の外科でも、患部に痛み止めの注射をしたり、サポーターやクッションを用いたりといった治療法がなされてきました。ひどくなると、足の裏の神経を切除するような手術も行われます。

しかし、包帯療法は、この中足骨頭部痛に対してもとてもよく効くのです。外反母趾と同様に、試した人の多くに、目を見張るような効果がありました。

本書では、足の専門医の間でも注目が集まりつつある包帯療法のやり方とその理論を、できるだけわかりやすく解説しました。

外反母趾や中足骨頭部痛で悩まれてきた人たちが本書を読み終えるころには、包帯療法を実際に試して、その効果を確かめたいと思われることでしょう。

「外反母趾は簡単には治らない」

「外反母趾がひどくなったら手術しかない」

というのが、これまでの医学の常識でした。

ぜひ一人でも多くの患者さんに包帯療法を実践していただき、この常識を打ち破ること
に一役買うことができたら、著者として望外の喜びです。

二〇一三年三月

青木《あおき》孝文《たかふみ》

外反母趾は包帯1本で治せる

Contents

第2章▼外反母趾治療における包帯療法の役割とは

第3章▼ここまで進化した包帯療法の威力

第4章 包帯1本で外反母趾の痛みが消えた！変形も改善した体験者の手記

staff
装丁・本文デザイン＝コマツ＊タカヨ
装画＝ミノティカ
写真＝富田浩二
イラスト＝ニコ
図版作成＝田栗克己

第1章

外反母趾は自分で治せる

外反母趾を自分で治す時代の到来

典型的な外反母趾《がいはんぼし》では、本来まっすぐであるはずの足の第一指（親指）が「く」の字に曲がって、足の第二指（人さし指）側に向き、第一指のつけ根の関節（MTP関節）が変形して外側に突き出てきます。こうした第一指の関節の変形によって起こる症状を外反母趾といいます。

従来であれば、これを治す最も有効な手段は手術しかありませんでした。手術は簡単にいえば、MTP関節に関係する骨、あるいは筋肉や靭帯《じんたい》（骨と骨をつないでいる弾力性のある線維《せんい》）を切ることなどによって変形を矯正《きょうせい》するのが目的です。

この手術は人間が行うのですから、もちろん結果がよくないこともあり（意外に高い確率です）、入院期間も人によっては二ヵ月以上かかることもあります。しかも、費用もそれなりにかかるうえに、部位が部位だけに手術後も痛みを伴《ともな》うことがあります。どこの世界を探しても、そのような手術を好んで受けたいという人はいないでしょう。外反母趾で長いこと苦しんできたので、手術は最後の最後の「苦渋の選択」ということになります。

もちろん、まだなんとか症状に耐えられるというのであれば、手術以外の方法として、湿布《しっぷ》、薬、装具などを使用する保存療法（手術以外の治療法の総称）もあります。しかし、これは一時しのぎとなって、外反母趾そのものを根本的に治す方法ではないことが多いのです。痛みがさらに強くなっていくようであれば、最後にはやはり手術について考えなくてはなりません。

手術を受けるか、もう少しがまんをするのか——外反母趾の患者さんの多くが、そうした選択にいつも迫られてきました。

しかし、私たちは、もう一つの新しい選択肢を提示することができます。それが日本医科大学足の外科班で開発された「包帯療法」です。

包帯療法とは、足の甲に弾性包帯《だんせいほうたい》（伸び縮《ちぢ》みする包帯）を巻くだけの治療法です。この方法がなぜ効果的なのかは、次の実験結果を見ていただくと、ある程度の判断がつくと思います。

15ページの写真①は、足の第一指が四〇度も曲がっている重症の外反母趾の患者さんです。

その患者さんの足の甲をギュッと握ったのが写真②です。

①と②の写真をよく見比べてください。足の甲を握るだけで、足の第一指の変形が改善しているのがわかるでしょう。

下のX線写真を見ても、このことは明らかです。左ページの写真③は足の甲を握る前、写真④は握ったあとです。いかがでしょうか。明らかに足の第一指の変形が改善しています。

もちろん、これらの実験では、足の甲を握っているだけですから、握っている手を離せば、変形は元に戻ります。しかし、足の甲に弾性包帯を巻いて、長時間押さえていたらどうでしょうか。

これを毎晩寝ているときにくり返すだけで、外反母趾がよくなってくるのです。

足の第一指が曲がるのは、足の甲にある筋肉のバランスが悪いためです。これを改善するのが包帯療法のいちばんの目的です。

弾性包帯を巻くのは、原則的に寝るときだけ。これだけのことで、何をしてもよくならなかった外反母趾による痛みが、早ければ二週間ほどで軽くなっていきます。

私たちは、これまで多くの外反母趾の患者さんに包帯療法を指導してきましたが、その八五％の人の痛みが取れたり、軽くなったりしています。これは、整形外科医が見たら、

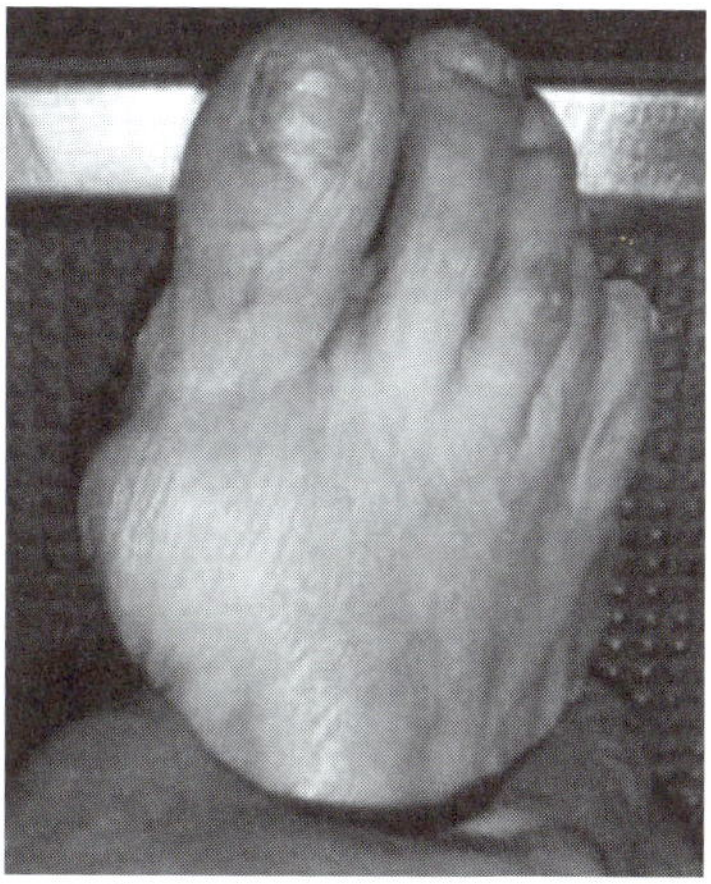

写真②　足の甲を握ると指の曲がりが改善しているのがわかる

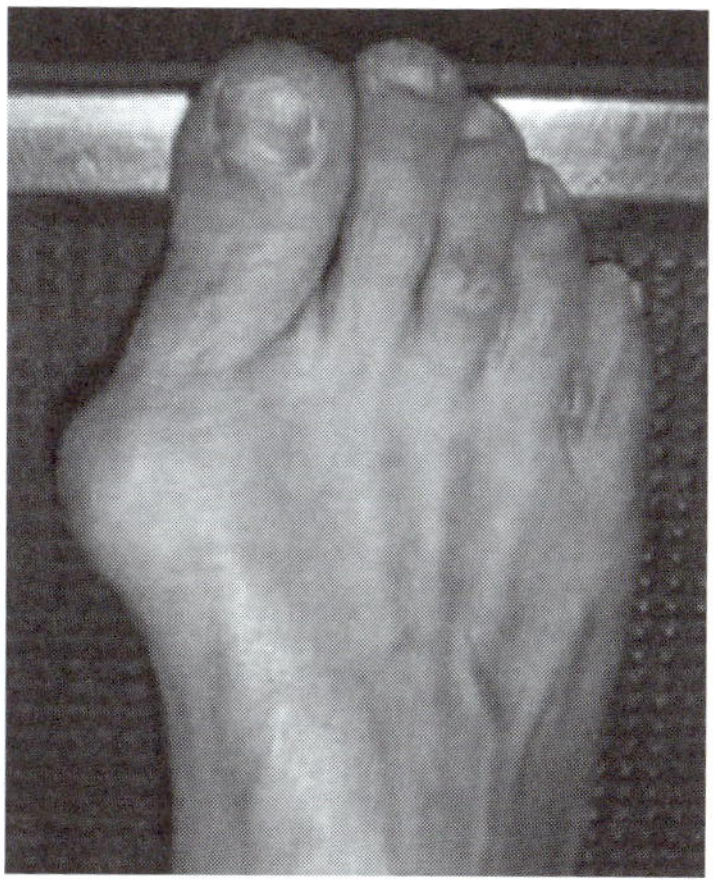

写真①　足の第一指が40度曲がっている重症の外反母趾

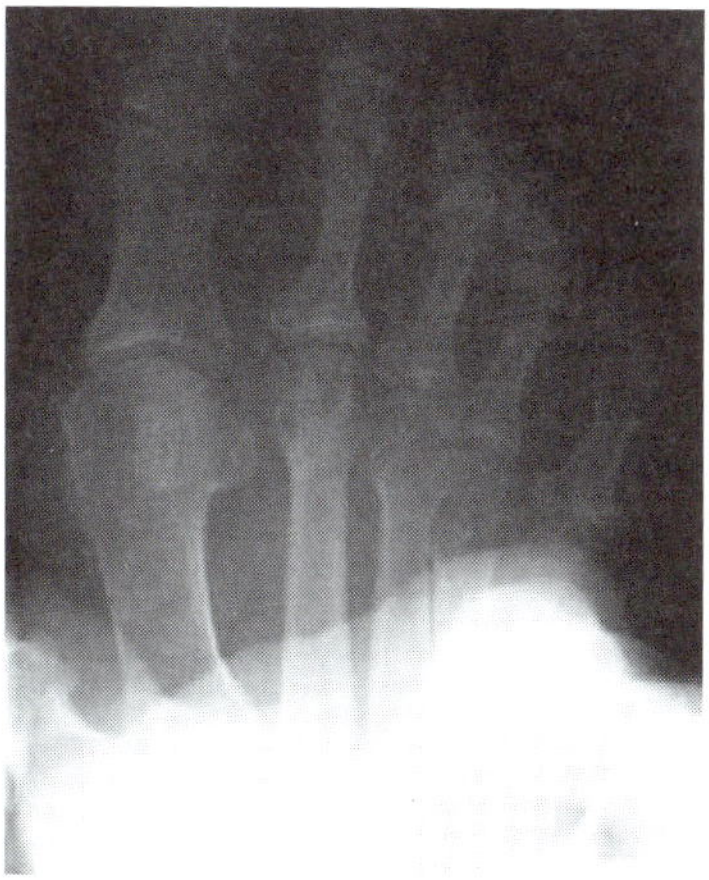

写真④　写真②のX線写真

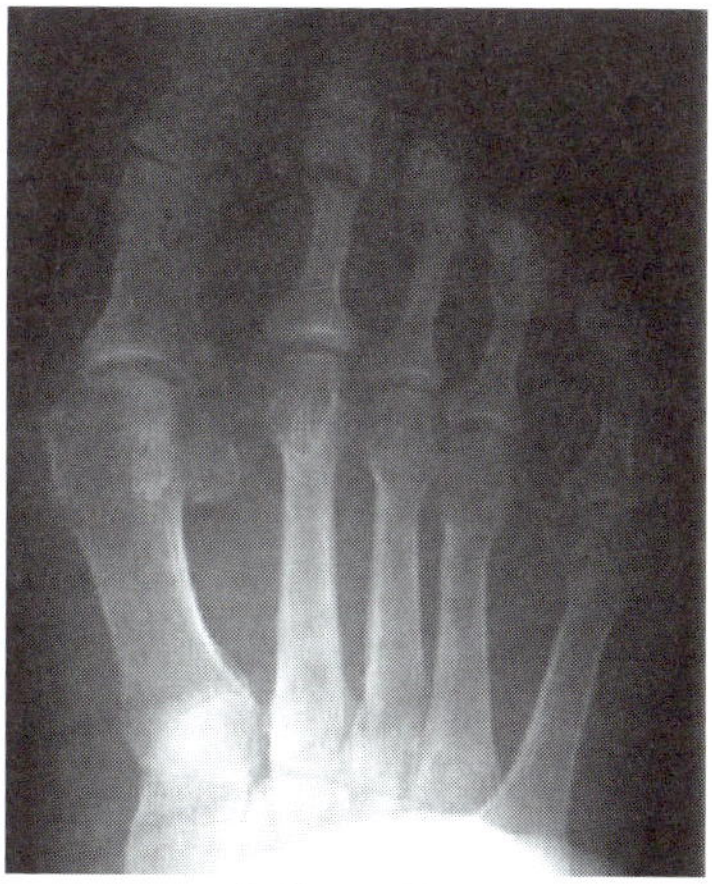

写真③　写真①のX線写真

驚くようなデータといえるでしょう。

「手術より包帯」という革命

包帯療法のやり方は、きわめて簡単です。しかし、その痛みを取る効果は、いま説明したように驚くほど高いのです。なぜ、こんなに簡単で効果の高い方法がこれまで気がつかれず、逆にむずかしくて、患者さんに負担を与える手術に関心が集まってきたのか、みなさんは不思議に思われるでしょう。

しかし、これは専門家ゆえの「性《さが》」といっていいのかもしれません。

私たちが初めて包帯療法を学会で発表したのは、二〇〇七年に長崎で開催された「日本足の外科学会」においてです。足の外科学会では、外反母趾はいつも主要な演題で、いくつかの発表がたいていあります。しかし、それらのほとんどは手術が話題でした。私たち日本医科大学のように、弾性包帯を使った保存療法についての発表を行ったのは、異例の出来事でした。

足の外科とは、整形外科部門の中の一分野で、わかりやすくいえば足のさまざまなトラブルの治療を専門とする整形外科です。この学会は、足の治療のエキスパート（専門家）たちの集まりなのです。

整形外科もそうですが、「足の外科」も「外科」という言葉がつくように、その本領は「手術」にあります。ですから、足の外科では、外反母趾の手術は当然注目され、どういう方法が最も効果的なのかについて研究されてきています。

そうしたむずかしい手術のことを研究する専門家たちに、包帯療法の話をしても、そのやり方が簡単すぎて、かえって理解をしてもらえなかったかもしれません。そのときの私たちの学会での発表も、まだ反響は大きいものではありませんでした。

しかし、それから六年近くの歳月が経過し、状況が少しずつ変わってきました。手術だけではどうもうまくいかないことがあると、多くの医師も気がつき始めたのでしょう。包帯療法に対する理解がジワジワと進んでいるように思えます。このことは、最近、私がパネリスト（問題提起をし、回答する人）として招かれた足の外科関連の学会におけるパネルディスカッションで実感しました。

というのも、その学会を構成するメンバーの多くが足の外科医でしたが、このパネルディスカッションで包帯療法が取り上げられ、私が招かれたこと自体が、包帯療法の存在を専門医たちが認識し始めたことであるからと考えられるからです。足の外科の分野で、包帯療法が外反母趾の有力な治療法の一つとして認識されるのは、そう遠くないと考えられます。

足の裏にある二つのアーチ

包帯療法では、足の第一指のつけ根の関節と第五指（小指）のつけ根の関節のところを引き締めるように弾性包帯を巻きます（くわしい巻き方は第3章を参照）。なぜ、こんなに単純な方法で、高い効果が得られるのでしょうか。

外反母趾の起こる仕組みを説明するために、まず足の構造から見てみましょう。

足には、たくさんの骨があります。前側（指側）には一四個の趾節骨《しせつこつ》、二つの種子骨《しゅしこつ》、五個の中足骨《ちゅうそくこつ》、中央部には五つの足根骨《そっこんこつ》、後ろ側（かかと側）には距骨《きょこつ》と踵骨《しょうこつ》という二つの骨があり、全部で二八個の骨からできています。

これらの骨がそれぞれ靭帯で連結され、さらに筋肉でしっかりと支えられることにより、縦と横にアーチ状のドームを形成しています。

こうしたヒトの足は、チンパンジーやオランウータンなどの類人猿に比べると、大きな特徴があります。

まず一つは、足が細長くてスマートなこと。

もう一つは、いま説明したように縦方向と横方向にアーチを持っていることです。

ご自分の足の裏をごらんください。足の裏にある二つのアーチが確認できるでしょうか。一つは、足の第一指のつけ根からかかとのつけ根を結ぶ縦のアーチ。これはいわゆる「土踏まず」と呼ばれているものです。

もう一つは、足の第一指から第五指までを結ぶ横のアーチ。横のアーチは、縦のアーチほど有名ではないので、いままで気がつかなかった人もいるかもしれません。しかし、足の裏をよく見ていただければ、縦のアーチほど深くはありませんが、しっかりと横のアーチができているのがわかるはずです。

もし、足の裏をよく見ても、これらのアーチが確認できないとしたら、あるいはアーチはあるけれども、その構造がハッキリしていないものになっているとしたら、それは外反母趾への引き金が隠されている可能性があります。

ヒトの足のこうしたアーチ構造は、歩くときにとても便利な働きをします。歩行時にバ

足の裏にある縦のアーチと横のアーチ

●縦のアーチ

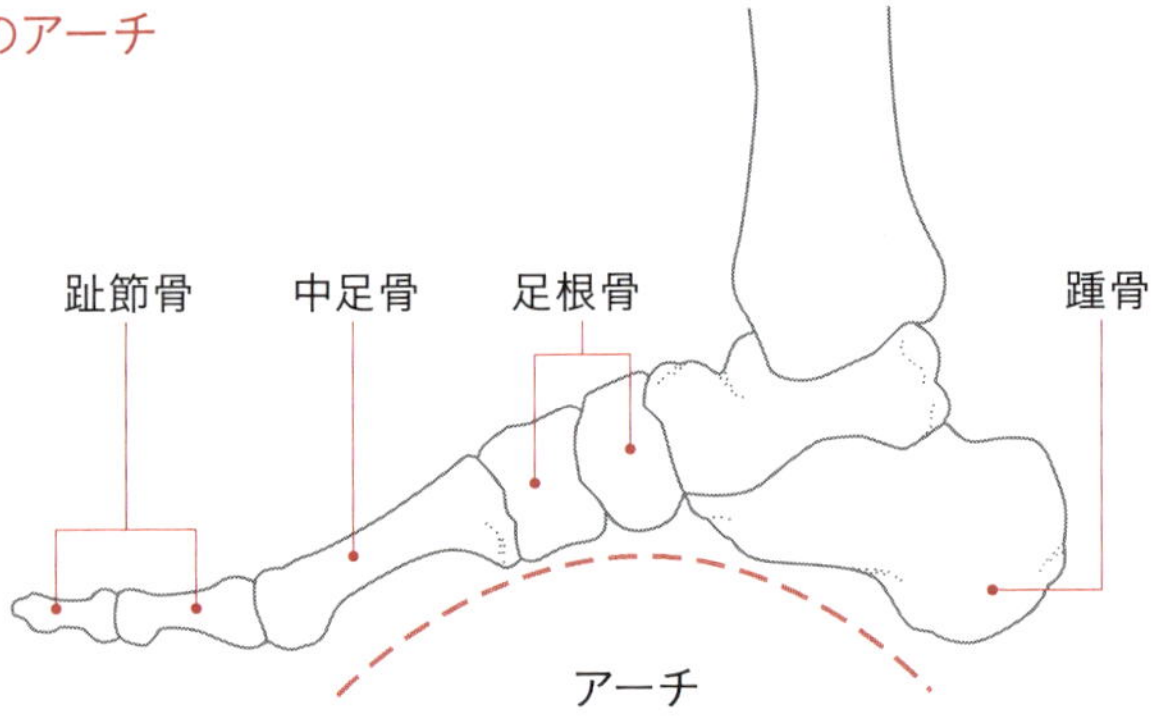

●横のアーチ

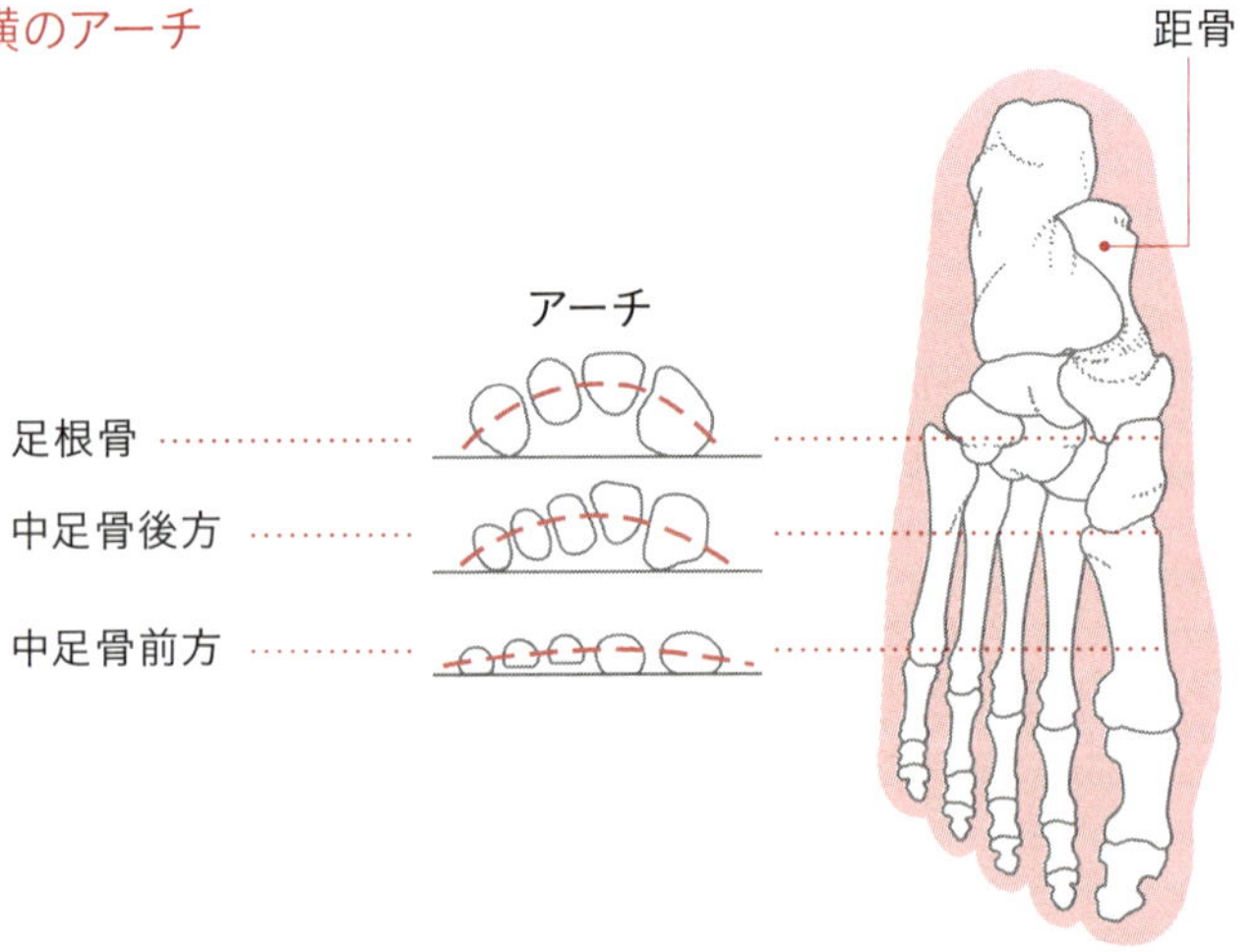

ネとして働いて移動するのを助けると同時に、ショックアブソーバー（緩衝器《かんしょうき》）としての役割です。

足には、体の全重量がのしかかってくるだけでなく、歩行のさいの大きな衝撃まで加わってきます。足の裏には、そうした力をやわらげる仕組みがあるのです。この仕組みがこわれることが、足にかかる負担を大きなものにして、外反母趾の引き金を生み出していくようなのです。

なぜ足の指が曲がるのか

外反母趾の大きな特徴は、本来ほぼまっすぐであるはずの足の第一指が「く」の字に曲がって、第二指のほうに向いてしまうことです。どうして、こんな奇妙な現象が生じるのでしょうか。

実は、先のヒトの足とチンパンジーなどの類人猿の足との違いで、一つふれていなかったことがあります。それは、類人猿は足の第一指が手の親指と同じように横に広がった位置になるよう骨格が決まっているのに対し、ヒトは足の五本の指が平行になっているため、足の指で自由に物をつかむ能力が衰《おとろ》えていることです。

ヒトの足の指にも、手の指と同じように横に広げる筋肉があるのですが、その機能は退化してしまったのです。とくに、足の第一指を外側にギュッと広げるための筋肉（母趾外転筋《ぼしがいてんきん》）が弱くなっているようです。こういう状況で、先に説明した足のアーチ、とくに横のアーチがなくなってくると、問題が起こるのです。

横のアーチをつくって足を引き締めているものが、靭帯なのか筋肉なのかは、まだハッキリとはわかっていません。いずれにしても、その足を引き締めている構造が衰えて横のアーチがなくなり、足が全体的に横に広がる状態を「開張足《かいちょうそく》」といいます。

ここでもう一つ、外反母趾で重要な役割を果たす筋肉があります。足の第一指のつけ根の裏側にある、指先をぐっと内側にひねるための筋肉（母趾内転筋《ぼしないてんきん》）です。関節を支えたり、その動きをつくりだしたりするためには、一方に引っぱる筋肉と、その反対側に引っぱるための筋肉が必要です。そのバランスで関節は動きます。

ところが、開張足になると、足が横に広がった分だけ、この母趾内転筋はきつく引っぱられることになります。すると、足の第一指を外側に広げる筋肉（母趾外転筋）と第一指を内側にひねる筋肉（母趾内転筋）とのバランスがくずれて、足の第一指はつけ根の関節

外反母趾が起こる仕組み

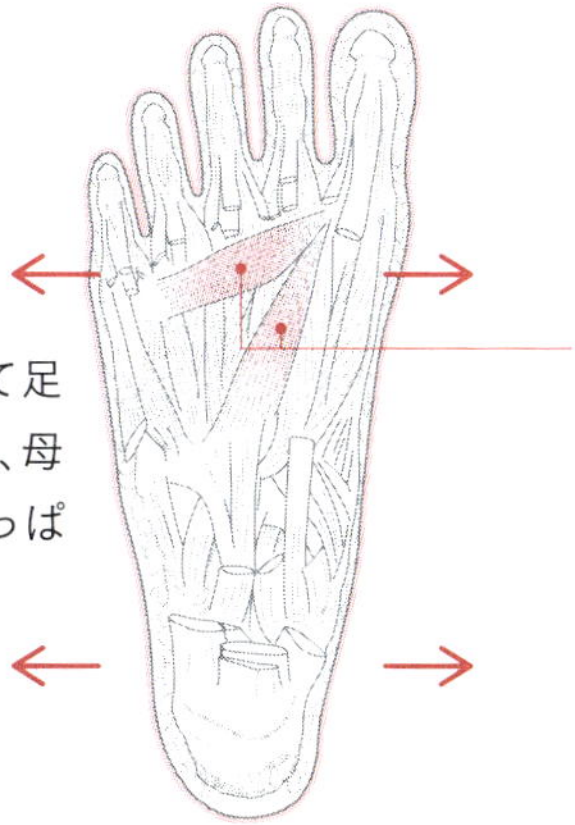
母趾内転筋
足の甲の筋力が弱って足が横に広がった分だけ、母趾内転筋が外側に引っぱられる

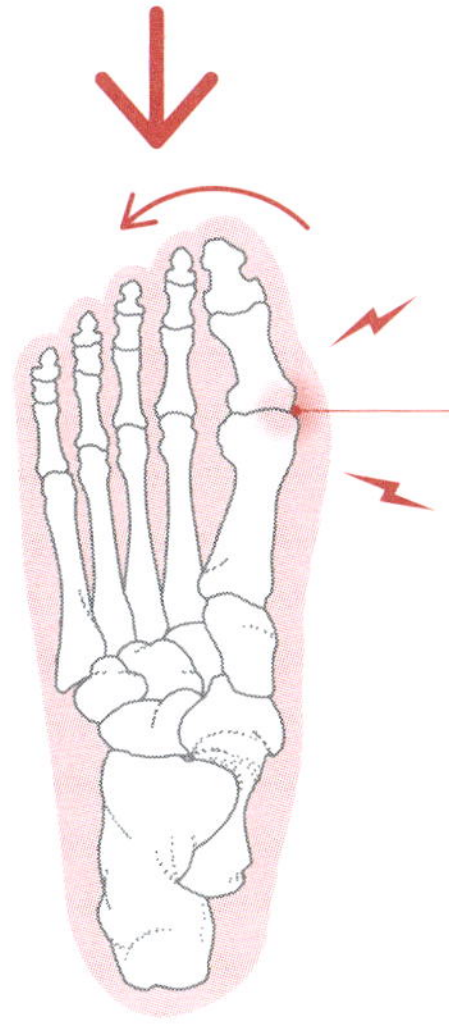
MTP関節
足の第一指がMTP関節のところで第二指側に曲がる

（ＭＴＰ関節）のところで第二指側に曲がってしまうのです。極端な場合は、足の第一指が第二指の下側にくることもあります。

本来、母趾外転筋と母趾内転筋のバランスがとれていれば、足の第一指はまっすぐに伸びています。ところが、開張足でそのバランスがくずれ、内側のほうへ引っぱる力のほうが強くなると、足の第一指が第二指側に曲がってしまうと考えられます。

しかも、ヒトの足では、母趾外転筋をはじめとするさまざまな筋肉が弱くなって、細く硬くなることで、あまり開張足になっていないけれども、外反母趾になることがあります。

以上が外反母趾が起こるメカニズムだと私は考えています。

痛みには三つのタイプがある

次に、外反母趾の症状を見てみましょう。

外反母趾というと、足の第一指の変形という「形」のほうに目がいきがちです。しかし、患者さんが実際に困ることが多いのは、形よりも足の第一指の変形によって生じる「痛み」のほうです。

ただし、痛みは変形があれば必ず生じるというものではありません。変形があっても痛みのない人はたくさんいます。そうした人たちは、外反母趾になっていても気がつかない場合もめずらしくありません。

もちろん、かっこうが悪いので、足の第一指の変形を治したいという人も多いのですが、患者さんが実際の生活で困るのは主に痛みです。痛くて痛くて、靴がはけなくなってしまうことすらあるのです。外反母趾になってみるとわかりますが、これほどつらくて、不便なことはありません。

私はこれまでの臨床経験から、こうした外反母趾の痛みを三つのタイプに分類しています。病気としては古い歴史を持つ外反母趾には多くの研究がありますが、意外なことに痛みのタイプに着目した研究はあまりないように思われます。

外反母趾では、次のような三つの痛みのタイプがあります。

❶バニオンの痛み

開張足になって、母趾内転筋が引っぱられると、足の第一指が第二指側に「く」の字に曲がってきます。そうすると、第一指のつけ根にあるMTP関節が第二指とは反対側に出っぱってきます。

MTP関節には、関節まわりがなめらかに動くよう、滑液包《かつえきほう》（バニオン）という袋があります。関節が曲がってくると、その滑液包がこすれるような刺激を受けて炎症《えんしょう》を起こし、痛むのです。これをバニオンの痛みといいます。

❷関節周囲の硬さの痛み

外反母趾を訴える患者さんのなかには、足の第一指と第二指のつけ根の、いわゆる「股」（MTP関節の周囲）の部分が痛むという人もいます。

この場合、多くはここに付着している母趾内転筋が硬くなったり、MTP関節のまわりのほかの筋肉がこわばったりして、引きつれて痛みます。これは「筋肉の付着部炎」と呼ばれていますが、一般的に考えられる炎症とは違います。

❸皮膚神経の痛み

足の指が曲がっていると、さらに指先がねじれることもあります。そうすると、皮膚の表面を走っている細い神経がこすれて、神経痛のようなピリピリする痛み（神経性疼痛《しんけいせいとうつう》）

を起こすこともあります。

これら三つの痛みのタイプのうち、有名なのはバニオンの痛みです。外反母趾といえば、みなバニオンの痛みと考えている人も多いでしょう。しかし、患者さんの症状をじっくり見ていくと、痛みのタイプはさまざまです。私が分類した限りでも、大きく分けると三つのタイプがあります。

しかも、私の外来に訪れる患者さんの比率では、①バニオンの痛みが五〇%、②関節周囲の硬さの痛みが四〇%、③皮膚神経の痛みが一〇%でした。

従来、外反母趾はバニオンの痛みが圧倒的に多いとされてきましたが、厳密に見ていくと、バニオンの痛みが半数ほどしかなく、関節周囲の硬さの痛みがかなりあることがわかってきました。

また、神経の痛みも少なからずあります。この痛みのタイプは、これまであまり注目されなかったものです。これからは神経の痛みについても、注意を払っていく必要があるでしょう。

泣きたくなるほどの痛み

では、具体的に外反母趾の痛みとは、どのようなものなのでしょうか。三つの痛みの分類のうち、①バニオンの痛みと②関節周囲の硬さの痛みを訴える患者さんは、それらを「泣きたくなるほどの痛み」と表現します。

たとえば、バニオンの痛みがひどくなると、ＭＴＰ関節の出っぱったところが真っ赤になって、靴が少し当たるだけでも、ものすごく痛むようになります。

関節周囲の硬さの痛みの場合も、歩くたびに指の股の部分が強く刺激されて、痛くてたまりません。

なにかがちょっとふれるだけでも、思わず叫び声をあげるほどの痛みが起こることもあります。痛風《つうふう》（高尿酸血症《こうにょうさんけつしょう》）の痛みは、風が吹いても痛いといいますが、ちょうどそんな感じです。

靴をはいているだけでも痛いとなると、日常生活に支障をきたすようになります。また、なるべく患部が靴に当たらないよう足の第五指側に体重を乗せて、内股で歩いている人もいます。そんな歩き方をしていれば、ほかの関節にもよくないし、腰痛の原因にもなるでしょう。

人によっては、ピッタリとした、固い革靴をはくのが困難になってきます。患者さんはあちらこちらの靴店に出かけて、いろいろな靴を買ってみて、とりあえず患部が当たらないようなものをはくか、あるいはひたすらがまんをしている場合が多いようです。

また、痛むのは、靴をはいているときだけではありません。裸足になって、そこに体重がかかれば痛みます。

痛みは、初めのうちは靴をはいて長く歩き回ったあとや、午後から夕方にかけて腫《は》れがひどくなって痛くなる、というのが一般的です。

それがだんだんひどくなってくると、一日中痛むようになります。人によっては、寝ている間もズキズキと痛むという人もいます。夜中に、痛くて目が覚めることもあります。

こうなると、もはやがまんの限界を超えた痛みといってよいでしょう。

関節の曲がりの程度と痛みとの関係

外反母趾の症状については、大きな誤解があります。それは、関節の曲がりの程度と痛みの程度は必ずしも一致しないということです。足の第一指がひどく曲がっているといって、必ず痛みもひどくなるというわけではありません。極端な場合、足の第一指が九〇度くらい曲がっていても痛くないことがあります。

逆に、あまり曲がっていなくても、激しい痛みを訴える人もいます。よくあるのは皮膚神経の痛みで、曲がりはあまりひどくないし、バニオンの痛みのような腫れもないのに、ビリビリとひどく痛むという人がいます。

また、すでに記したように、足の第一指が曲がっているからといってみなバニオンの痛みではありません。関節周囲の硬さの痛みの場合もあれば、神経の痛みの場合もあります。形は同じでも、みな同じタイプの痛みになるわけではないのです。同じように曲がっていても、どのタイプの痛みなのかは、人によって違います。

こうした誤解が生まれやすい背景の一つは、外反母趾の重症度が、炎症や痛みの程度ではなく、曲がりの角度によって判定されていることにあります。

一般的に痛みなどの訴える症状がひどければ重症と考えられがちですが、正式な外反母趾の診断基準は、症状ではなく、足の第一指の曲がりの程度によって決められています。

日本の整形外科学会で作成された診断のガイドラインでは、足の第一指の曲がっている角度によって、次のような診断基準が作られています。

●二〇～三〇度＝軽症の外反母趾
●三〇～四〇度＝中等症の外反母趾
●四〇度以上＝重症の外反母趾

現代人は生理的に足の第一指が第二指側に軽く曲がっているので、何度以上曲がっていれば外反母趾であるのかということに関しては、定説はありませんでしたが、いまでは二〇度以上の曲がりがあれば外反母趾と定められています。

いずれにせよ、足の第一指の外見が気になる人にとっては、こうした診断基準は見過ごせない問題であり、重要な意味を持つことになります。美意識の強い女性であれば、なお

外反母趾の診断基準

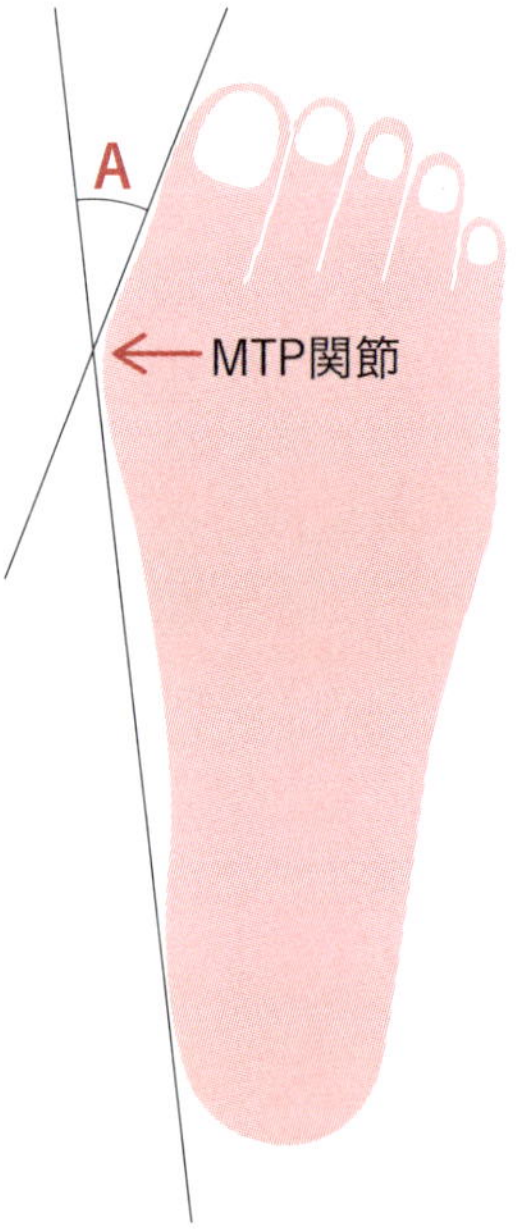

A＝	20〜30度	…………	軽症の外反母趾
	30〜40度	…………	中等症の外反母趾
	40度以上	…………	重症の外反母趾

一般的には20度以上で外反母趾が疑われる

さらでしょう。

しかし、ここでぜひ知っておいていただきたいのは、外反母趾の診断基準で重症だからといって、痛みなどの症状が必ずひどくなるとは限らないということです。

ハイヒールは悪者か

次に、ハイヒールについての誤解も解いておきましょう。

外反母趾の原因として、ハイヒールをはくことがよく指摘されます。しかし、ハイヒールは外反母趾の真犯人とはいいきれません。実際、ハイヒールをはかない女性でも外反母趾になり、ハイヒールとまったく縁のない男性でもなることがあります。小学生にも外反母趾の患者さんがいることからも、ハイヒールが原因とは限らないことがわかると思います。

ただし、ハイヒールをはいていると、足が疲れて足の甲の筋肉のバランスが悪くなりやすいのは事実です。この点について、少し考えてみましょう。

四本足で歩く多くの動物は、かかとを地面につけず、足先で歩いています。そのほうが足の蹴《け》り出しがしやすく、走りやすいからです。

ヒトは進化の過程で、二本足で立つようになり、かかとが地面につくようになりました。ヒトが二本足で立った場合、足の第一指のつけ根、第五指のつけ根、そして、かかとの三つのポイントで体重を支えるのが、いちばん安定します。この三点というのが、実に理にかなっています。カメラの三脚や測量機器が二本足でも四本足でもなく三本足なのは、三点で支えるのが最も安定するからです。ロッククライミングでも、四肢《しし》（両手と両足）のうち、三肢で体を支えて動く「三点支持」が鉄則になっています。

ヒトの場合、体を足の裏の三点で支えるには、足のアーチ構造が必要になります。前述した縦のアーチと横のアーチがクッションの役割をしながら、支点となる三点をつくっているのです。

もちろん、そのためには、足の甲の筋肉が発達していなければなりません。ヒトは進化の過程で足をよく使い、その筋肉を発達させ、二足歩行を完成させました。最古の人類が地球上に現れた二〇〇万年前に、すでにそうなっていたといわれています。

ところが、文明が発達して、逆に長く裸足で歩いたりすることがない生活が習慣化してくると、足の裏の三点をつくるのに必要な足の甲の筋肉を退化させるようになったと考え

足の裏を安定させる三点

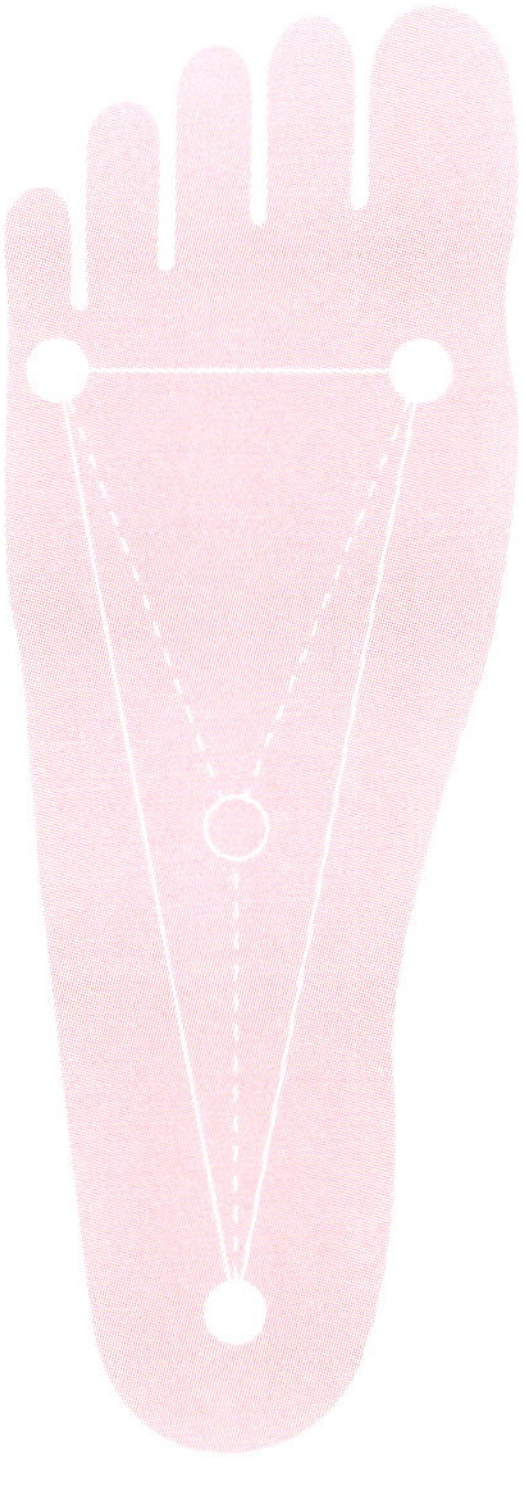

られます。なかでも、現代の足の指を使わない生活習慣は、その退化に拍車《はくしゃ》をかけて、足の筋肉からすれば、よくない環境といってもよいでしょう。その一つがハイヒールだと考えると、わかりやすいと思います。

ハイヒールをはくと、かかとが無理に突き上がった状態で支えられるので、足の甲の筋肉にはストレスが増加します。さらに、パンプス形のハイヒールであれば、指先が締め付けられるため、血液循環も悪化して、筋肉はますます疲労・退化します。

したがって、最初から足の甲の筋肉が衰えていたり、すでに足のアーチの構造がなんらかの原因でくずれていたりする人は、ハイヒールをはかなくても外反母趾になることがあります。

実際、私はこれまでに小学五〜六年生の児童の外反母趾を何例か診《み》ています。外反母趾に遺伝的な原因があるのではないかといわれますが、小児症例を診ると、確かにそういう感じもしてきます。子供たちの変形はそれほどひどくありませんでしたが、痛みが強くて私の外来を受診されました。また、男性の患者さんも年に数名が受診します。これらの人たちがハイヒールと無縁なのは、いうまでもありません。

外反母趾が女性に多いわけ

外反母趾の謎の一つは、女性に多いこと。外反母趾の患者さんの九〇％は女性です。それも、更年期《こうねんき》以降の女性にとくに目立ちます。もちろん、これらの人たちのなかには、若いころに外反母趾が始まり、その年代になってひどくなった人もいるでしょう。

いずれにしても、どうしてこの病気が女性に多いのか、明確な答えは出ていません。よくいわれる「女性はハイヒールをはくことが多いので外反母趾になりやすい」という意見も、すでに記したように確定的なものとはいえません。

一ついえるとしたら、女性はもともと男性と比べると筋力が弱いので、足の筋肉が退化しやすく、外反母趾になりやすいということでしょう。しかし、これが決定的な理由になるかどうかはわかりません。

外反母趾に限らず、性差のある病気はたくさんありますが、これほど男女差がハッキリしている病気はそう多くはありません。女性は、男性に比べて外反母趾になりやすい、何かウイークポイントのようなものを持っている可能性があります。

そのウイークポイントの筆頭が足の筋肉と考えることもできます。実際、男性が外反母趾になった場合も、足の筋肉の衰えが関係しているようです。

興味深いのは、男性の外反母趾のなかには、腰《よう》部《ぶ》脊《せき》柱《ちゅう》管《かん》狭《きょう》窄《さく》症《しょう》（腰の部分の脊柱管が狭くなり神経が圧迫される病気）のような腰の病気が関係していると思われる患者さんがときどき見つかることです。その場合も、脊柱管狭窄症の影響で足の筋肉が気がつかないうちに衰えたと考えられます。逆にいうと、男性が外反母趾になることは少ないので、そういう腰の病気がないかどうか、確かめることも大切でしょう。

美しく歩くことの重要性

もう一度、ハイヒールについて考えてみましょう。私はハイヒールが必ずしも悪者とは見ていません。ただし、「ハイヒールをはくなら、気をつけてきちんと歩かなければいけない」と女性の患者さんにお話をしています。

動物は歩き方で大きく二つのタイプに分けられます。一つはかかとを地面につけて歩くタイプ、もう一つはかかとを浮かせて、つま先で歩くタイプです。

かかとを地面につけて歩くタイプには、ヒトを筆頭にクマやサルなどがいます。つま先で歩くタイプには、イヌ、ネコ、タヌキなどのグループ（指で歩く）と、ウマ、キリンなどのグループ（指の先端で歩く）があります。

これらの動物たちの歩き方を比較してみるとわかるのは、かかとを地面につけて歩く歩き方は安定性はあっても、機敏性に欠けること、また速く走るのに適さないことです。したがって、人間も走るときにはかかとに体重がかかる時間は少なくなるといわれています。また、機敏性の要求されるスポーツでは、選手は常時つま先立ちの姿勢になっています。

つま先を使うことのもう一つの大きな特徴は、下半身の筋肉を鍛《きた》えるのに適していることです。つまり、つま先立ちは機敏性に富むもののバランスは悪いために、足の甲の筋肉だけでなく、下腿《かたい》（ふくらはぎ）の筋肉も含めて足全体の筋肉をいやでもフルに使わなければならないのです。

実際に、つま先だけで立ってみると、このことがよくわかるでしょう。つま先で立つと、下半身全体の筋肉が緊張してきます。しばらくつま先立ちをしていると、大腿部《だいたいぶ》（太もも）の筋肉も緊張してくることがわかります。ハイヒールをはくと、つま先で歩くのと同じような形になります。では、ハイヒールをはくと、足の甲や指の筋肉がよく使われるかというと、そうではないのです。ハイヒールは、ヒールの部分で足を支えるために、指先に力を入れなくても、また足の甲の筋肉を使わなくても、つま先立ちができ、その状態で無理に歩くことになります。これでは、足の筋肉は鍛えられるのではなく、衰えやすくなってしまいます。

だからこそ、ハイヒールをはくなら、つま先を使うことを意識すべきです。つまり、きちんとしっかり歩くことです。

ファッションモデルたちがハイヒールをはいて、さっそうと歩いているところを想像してください。つま先をよく使うには、姿勢をよくしなければなりません。腰・股関節《こかんせつ》・ひざの三点を曲げて（いわゆるへっぴり腰の姿勢で）歩くと、かかとへ体重がかかって、つま先で蹴り出すことがおろそかになります。

実は、この歩き方はまさに最近の若い女性がハイヒールをはいたときの歩き方そのものです。ハイヒールをはいてひざを曲げ、上体を前屈ぎみにして、さらにかかとに体重をのせて歩く、あのお世辞にも「きれい」「かっこういい」とはいえない歩き方です。

もちろん、ハイヒールに限らず、普通の靴であっても、指先に力が入らないような歩き方をしていると、足の筋肉が衰えてしまいます。

歩くときは、姿勢をよくして足先で蹴り出すことを意識しましょう。ハイヒールをはいているときは、なおさら足先を意識することが大切です。

外反母趾を防ぐ歩き方

それでは、具体的にきちんと美しく歩く練習をしてみましょう。これはいうまでもなく、外反母趾を防ぐ歩き方でもあります。

大きな鏡のある人は、鏡の前に立って、まず姿勢を正してください。大きな鏡がなかったら、自分の姿勢をイメージしながら、次の点に注意します。

〈正しい姿勢のとり方〉

❶背すじを伸ばして、軽く胸を張り、体重を左右の足に均等にかける。胸を張りすぎないように注意

❷お尻の筋肉（大臀筋《だいでんきん》・中臀筋《ちゅうでんきん》）に心持ち力を入れる。こうすると、お尻が上がって骨《こつ》盤《ばん》が固定され、正しい姿勢がとれる

❸あごを引く。あごが前に突き出ていると背中が丸くなりやすい

❹体重が心持ち足の第一指にかかるような感じで立つ。こうすると、足の第一指のつけ根と第五指のつけ根、かかとの三点にバランスよく体重がかかりやすくなる

正しい姿勢ができるようになったら、次は歩いてみましょう。

〈正しい歩き方〉

❶上体を心持ち前傾にして、足の第一指を中心として指に力を込めて地面を蹴り、足をそのまま前方に出す

❷かかとからしっかり地面を踏み、次に足の第五指のつけ根がつくように着地し、体重もそれにつれて移動する

❸もう一方の足は体重の移動とともに、自然にかかとが上がり始めるので、足の第一指のつけ根を意識する

❹①に戻る

ハイヒールをはいたときには、とくにこうした歩き方を意識してください。もし、こうした歩き方がむずかしいなら、足が地面についたときに、足の第一指がしっかりつくことを意識することだけでも行いましょう。

ただし、外反母趾になっている人は、足の甲の筋肉が衰えてバランスが悪くなっているので、こうした歩き方をやろうとしても、うまくいかないでしょう。外反母趾の人は、まず包帯療法（やり方は81ページを参照）に専念してください。そして、足の体操（やり方は95ページを参照）ができるようになったら、正しい歩き方にもチャレンジしてみましょう。

なお、裸足で砂浜を歩くと足を鍛えるのによい、とよくいわれます。確かにそうなのですが、足の甲の筋肉が衰えて、バランスが悪くなった状態で行うと、かえって足への負担が大きくなりすぎて、調子が悪くなることがあります。この場合も、包帯療法や足の体操で足の甲の筋肉のバランスを取り戻してから行いましょう。

もちろん、外反母趾を防いだり、治したりするには、靴の選び方も重要です。靴・ハイヒールの選び方については、包帯療法のやり方とともに、第3章で紹介しますので、そちらを参照してください。

外反母趾を防ぐ歩き方

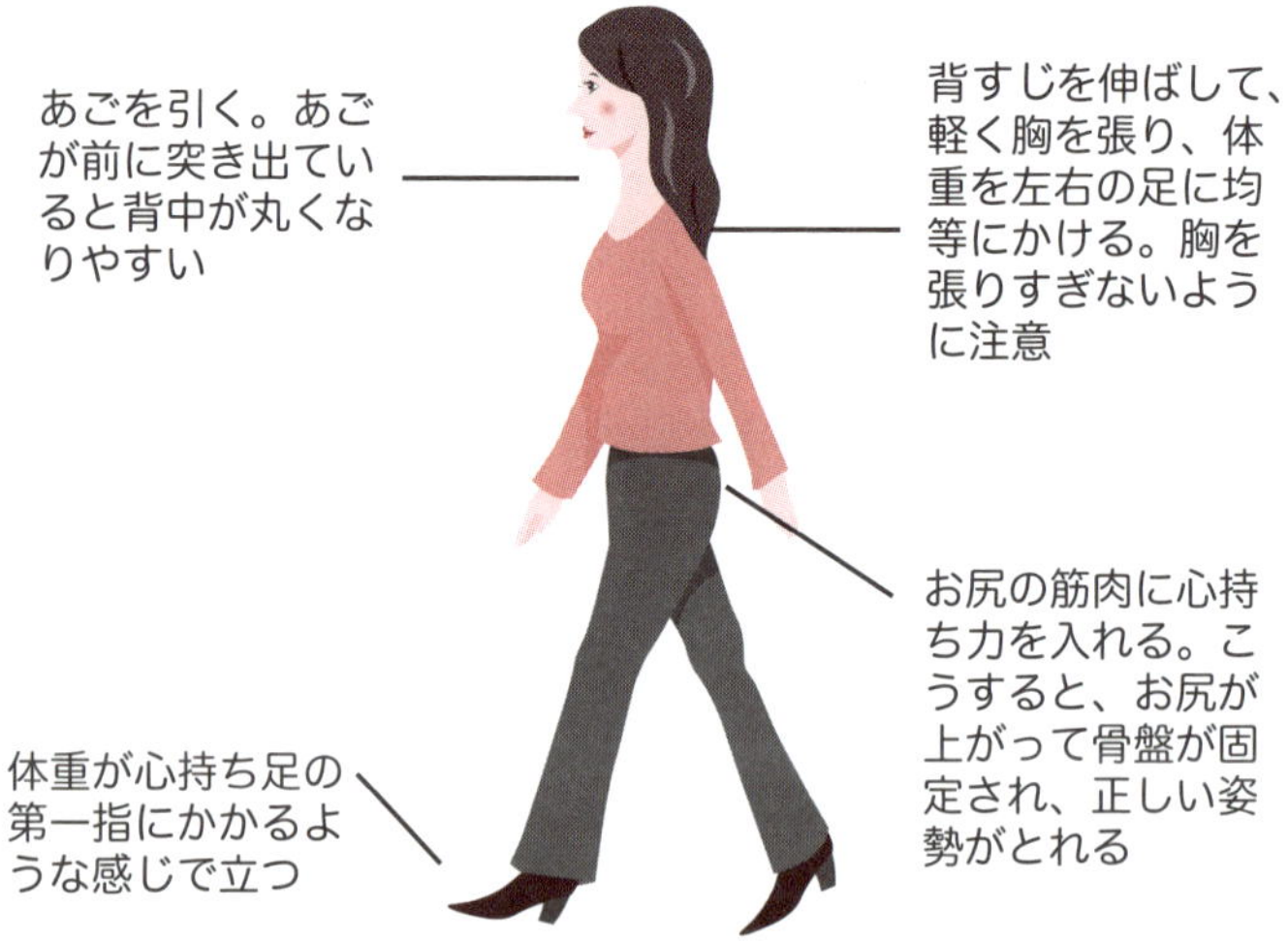
あごを引く。あごが前に突き出ていると背中が丸くなりやすい
背すじを伸ばして、軽く胸を張り、体重を左右の足に均等にかける。胸を張りすぎないように注意
お尻の筋肉に心持ち力を入れる。こうすると、お尻が上がって骨盤が固定され、正しい姿勢がとれる
体重が心持ち足の第一指にかかるような感じで立つ

❶ 上体を心持ち前傾にして、足の第一指を中心として指に力をこめて地面を蹴り、足をそのまま前方に出す

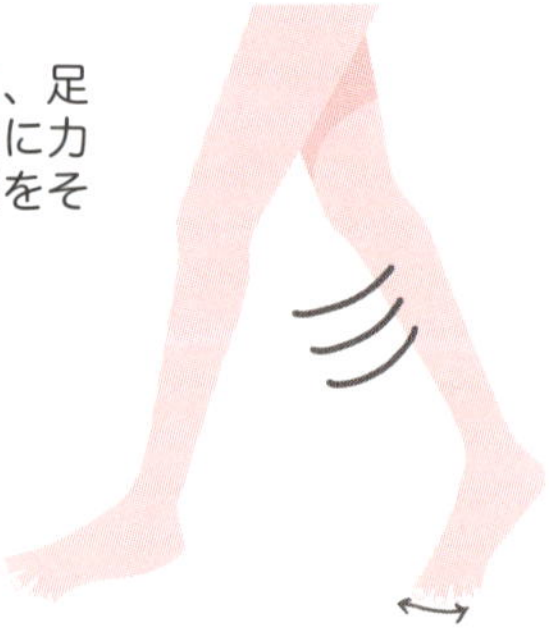

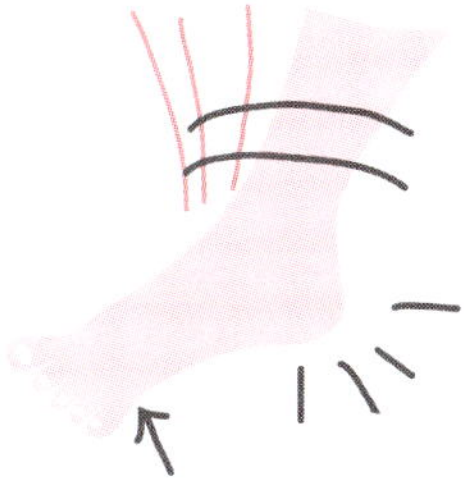

❷ かかとからしっかり地面を踏み、次に足の第五指のつけ根がつくように着地し、体重もそれにつれて移動する

❸ もう一方の足は体重の移動とともに、自然にかかとが上がり始めるので、足の第一指のつけ根を意識する

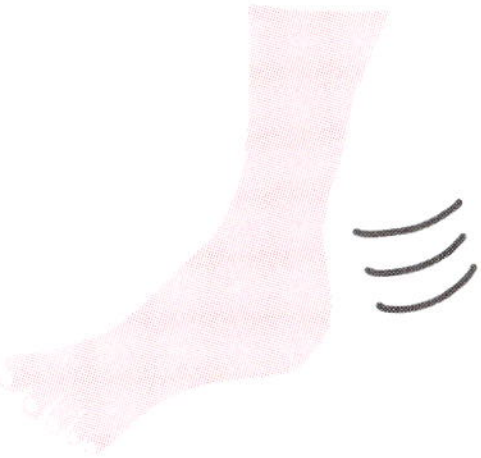

❹ ①に戻る

外反母趾は本当にふえているのか

「最近、外反母趾が日本人に急増している」

そんなことをよく耳にします。本章の最後に、この話が本当なのかどうか、考えてみましょう。

みなさんのまわりには外反母趾の症状で悩まれている人がたくさんいると思います。しかし、患者さんがたくさんいても、その病気がふえているかどうかは別の問題です。実は、医学界の中で単純に外反母趾がふえているという結論を出していることはありません。外反母趾の発症率はあまり変わっていない可能性があるのです。

発症率は高くても、外反母趾が病気として認知されることが少なければ、患者さんの数は見た目には減少します。昔の人は外反母趾で足が痛くても、現代ほど気にしていなかったのかもしれません。

外反母趾がふえているといわれるのは、多くの人が外反母趾を病気として認知するようになったので、治療のために医療機関を訪れる人数がふえ、あたかも外反母趾が増加しているように思われているだけなのかもしれないのです。この可能性が否定されない限り、外反母趾がふえているとは明言できません。

たとえば、あなたは外反母趾という病名をいつ知ったか、思い出せるでしょうか。もし思い出せるとしたら、意外と最近なのではないでしょうか。

現在、外反母趾の知名度はきわめて高く、患者さんにたずねると、幅広い年齢層の人たちに、その名前が知られていることがわかります。

ところが、一九九〇年代に、外反母趾という診断をすると、不思議そうな顔をする患者さんが多かったものです。

「そんな奇妙な名前の病気があるのですか」

私が医師になりたてのころ、外反母趾について知っている人はあまりいませんでした。その名前が一般の人に知られるようになってきたのは、比較的最近のことのようです。

外反母趾が有名になったのは、この病気が最近になって急激にふえてきたから、という意見もあるでしょう。しかし、外反母趾を診てきた私には、外反母趾の知名度が上がった結果、医療機関へその治療を求める人が多くなってきたように思えます。

もちろん、現代人が太古の人に比べて、外反母趾になりやすくなっているのは事実でしょう。現代に生きる私たちは、昔の人と比べると裸足で歩く機会が明らかに少なくなっています。木登りをしたり、裸足で歩いたりするなど、足の指を使ったり、鍛えたりする機会は日常的にほとんどありません。そんな現代人の足は明らかに衰えているのでしょう。足を構成している足の指の筋肉や靭帯などが弱っていて、外反母趾が生じやすくなっていることは間違いないのではないかと思います。その意味では、外反母趾がふえている可能性も、決して否定することはできません。

第2章

外反母趾治療における
包帯療法の役割とは

外反母趾になったら

「外反母趾《がいはんぼし》（足の第一指〈親指〉のつけ根が変形して外側に突き出た状態）を治したいのですが、いったいどうしたらいいのでしょうか」

足の外科（整形外科でとくに足を専門とする科）の専門医である私に、こうした質問をしてくる人がたくさんいます。しかも、本当に困ったような顔で、そうきいてくるのです。

おおぜいの患者さんを診《み》てきた私には、その真意が痛いほどよくわかります。

「お医者さんに診てもらったけれど、けっきょく何もしてくれなかった。外反母趾は治せないのでしょうか」

「手術をすすめられたけれど、ほかには方法はないのかしら」

おそらく、同様の悩みを抱えている人が全国にたくさんいるのだと思います。

そうした患者さんに私は必ず次のようにお話しします。

「外反母趾になったら、とにかくまず包帯療法を試すこと」

「外反母趾の手術を受けるかどうかで悩んでいるのだとしたら、その場合もまず包帯療法を試すこと」

決して手前みそでいっているわけではありません。次の包帯療法のメリットを考えていただけたら、納得できると思います。

●メリット1＝費用が安くすむ

包帯療法で必要なのは、医療用に使われている弾性包帯《だんせいほうたい》（伸び縮《ちぢ》みする包帯）だけ。これはきわめて安価な値段で手に入ります（入手方法は82ページを参照）

●メリット2＝誰でも簡単にできる

本書をよく読んでそのとおりに足に包帯を巻いて寝るだけでよいのです。とにかく簡単な方法です。

●メリット3＝じゅうぶん効果的

簡単なことですが、なかなかの効果があります。次項で包帯療法で得られた具体的なデータを紹介しましょう。このデータを見ていただければ、まず最初に包帯療法を試す価値があるなと思っていただけるのではないでしょうか。

包帯療法の効果❶　平均二〜三ヵ月で痛みがらくになる

私の外来へ訪れた外反母趾の患者さんには、まず包帯療法を試してもらっています。そのうちの百数例をピックアップして、第1章で紹介した外反母趾の痛みの三パターン（くわしくは24ページを参照）に分類して、包帯療法の効果をまとめました。それが左ページの表です。

表を見ていただくとわかるように、たとえば外反母趾で最も多い①バニオンの痛みでは、「効果出現」に平均二・二ヵ月、「疼痛消失《とうつう》」に平均で六・八ヵ月かかっています。

これらのデータは、次のように解釈してください。

まず、効果出現とは、痛みが軽くなってくる時期のことです。二〜三ヵ月たたなければ効果が出てこないという意味ではありません。包帯療法を始めた患者さんに共通していえることですが、どのタイプの痛みにせよ、だいたい二週間ぐらいすると、なんらかの変化が出てきます。具体的には、痛みの程度が変わったり、痛みが出にくくなったりしてきます。痛みがまったくなくなるわけではありませんが、効果の大きな人ではかなりの痛みが軽減します。つまり、バニオンの痛みでは、包帯療法を実践すると、このように痛みが軽

症状の種類と効果が現れる時期(月数)

	平均年齢	効果出現	疼痛消失
バニオンの痛み 50%	49歳	2.2	6.8
関節周囲の硬さの痛み 40%	59歳	3.7	8.6
皮膚神経の痛み 10%	64歳	2.2	3.2

減するのに平均して二・二ヵ月かかっているということです。

患者さんの話を聞くと、包帯療法を試すと、二週間後ぐらいにはなんらかの手ごたえを感じるので、包帯療法を続けていこうという気持ちになるそうです。この心理は長年、外反母趾の痛みで悩まされてきた患者さんなら、ご理解していただけるでしょう。

そして、包帯療法をさらに根気よく続けると、ついに疼痛消失という現象が現れてきます。疼痛消失とは、ほぼ痛みのなくなった状態のことをいいます。形のうえでの変形はまた別の問題なので、「治った」というといいすぎになるかもしれませんが、痛みに関してはほぼ治癒《ちゆ》に近い状態です。バニオンの痛みでは、この治癒に近い状態に平均で六・八ヵ月かかっているということです。

それまでどんな方法でもよくならなかったバニオンの痛みが、約半年ですっかりよくなるのですから、患者さんのなかには「奇跡ではないか」とおっしゃる人もいます。もちろん、これも平均です。早い人では一ヵ月で痛みがすっかり取れる人もいます。

同様に、②関節周囲の硬さの痛みでは、効果出現に平均三・七ヵ月、疼痛消失に平均八・六ヵ月。③皮膚神経の痛みでは、効果出現に平均二・二ヵ月、疼痛消失に平均三・二ヵ月かかっています。

包帯療法の効果❷　八五％の人に効果が現れる

包帯療法で大切なのは、とにかく二週間ほど試して、なんらかの変化を感じたら、さらに続けることです。これができる人は、どんなタイプの痛みであれ、八五％に先の表で示したような結果が出ました。

つまり、外反母趾であれば、ほとんどの人に効果が出るということです。

包帯療法の効果❸　ハイヒールがはけるようになる

外反母趾の患者さんがいちばん困るのは、はける靴がなくなることでしょう。靴をはくと足が痛くてたまらず、痛くない靴を探し回るのです。そうこうしているうちに、玄関の靴箱は買った靴であふれることになります。それでも足の痛みのことを考えると、靴探しをやめることができません。

こういう人でも、包帯療法を続けて痛みが取れてくると、いままではけなかった靴がはけるようになってきます。もちろん、ハイヒールだってはけます。普通の靴でも痛いのに、ハイヒールなんてとんでもない、とすっかり悲観的になっている患者さんもいると思いますが、包帯療法を続けているうちにはけるようになります（ハイヒールをはくときの注意点は101ページを参照）。

包帯療法の効果❹　指の変形が改善する可能性

ここまでを読まれた人は、包帯療法が外反母趾の痛みを取るのにきわめて効果的であることがおわかりいただけたかと思います。そうなると、次に気になるのは、包帯療法が足の第一指の変形をどこまで改善してくれるのか、という点でしょう。

これについても、客観的に報告させていただきます。痛みについてはかなり短期間で効果が出てきますが、包帯療法で指の変形を改善するのは、そう簡単にはできません。これについては、最低でも一～二年以上は続ける覚悟が必要です。

第1章で記したように、足の第一指の曲がりの程度と痛みの程度は必ずしも一致しません。包帯療法で痛みが取れてきても、たいていは指の変形はそのまま残るでしょう。

したがって、指の変形の改善を期待するには、痛みが取れたあとも包帯療法を続ける必要があります。これは痛みの再発を防ぐことにもなりますので、ほとんどの患者さんはそのまま続けています。

そうした長期に包帯療法を続けている患者さんのなかには、指の変形が改善している例があります。

二つの例を紹介しましょう。

まず、中等症のX線写真の例です。

左ページの写真①をご覧ください。この患者さんが最初に私の外来を受診したときは、足の第一指の変形したMTP関節（足の指のつけ根の関節）の角度は三五度でした。外反

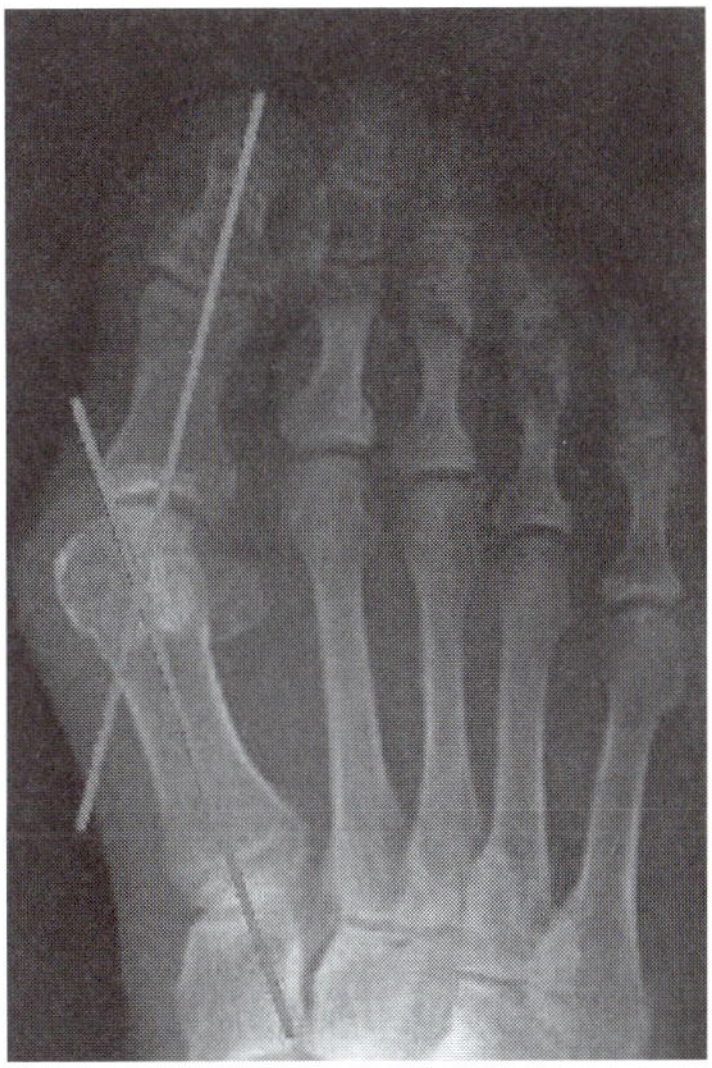

写真①　足の第一指が35度曲がっている中等症の外反母趾のX線写真

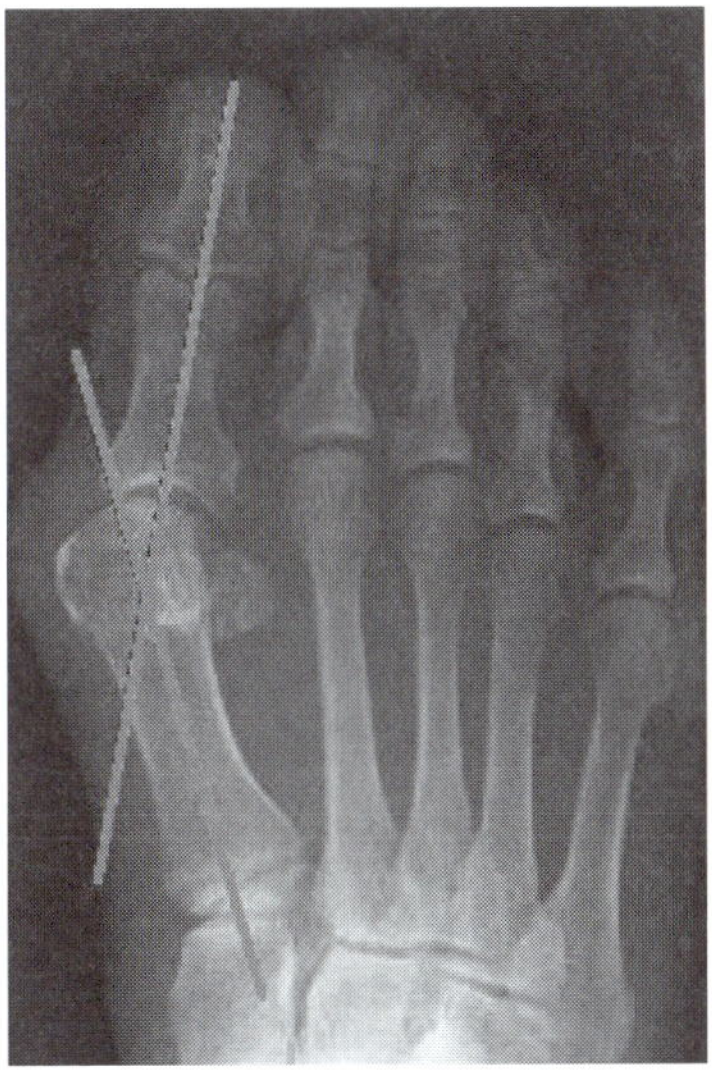

写真②　包帯療法を始めて9ヶ月後には25度まで改善した

母趾の診断基準では、その角度が三〇～四〇度までが中等症です。しかし、包帯療法を開始して九ヵ月後には、この患者さんのMTP関節の角度は二五度になっていました（写真②）。一〇度改善したことになります。

次は、かなり長期に包帯療法を続けた重症例です。

58ページの写真③のように初診時の足の第一指のMTP関節の角度は五二度もありました。四〇度以上は重症になります。この患者さんの場合、包帯療法を続けて六年後には、写真④のように四二度

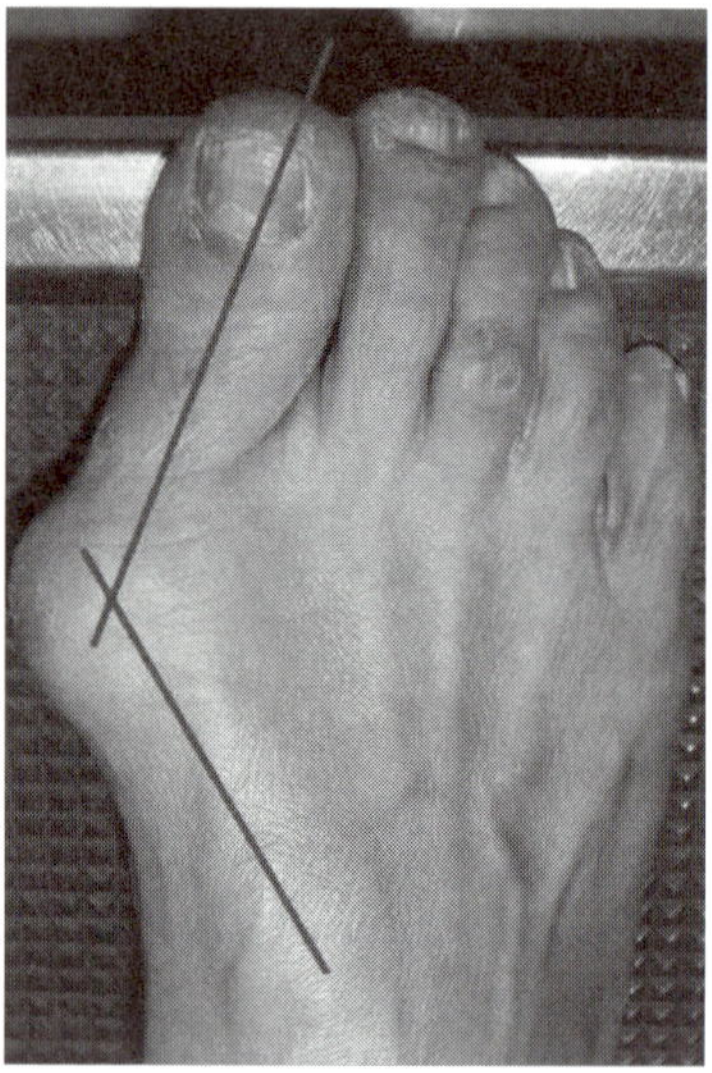

写真③　足の第一指が52度も曲がっている重症の外反母趾

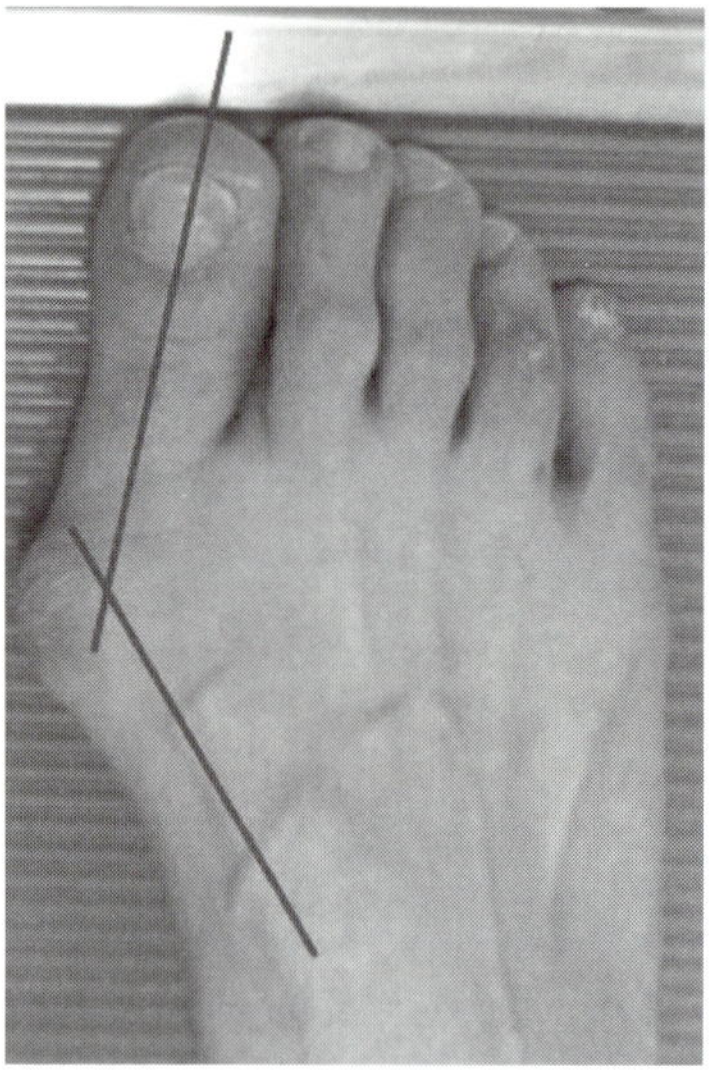

写真④　包帯治療を始めて6年後には42度まで改善した

まで改善しました。診断基準でみれば、あと一歩で中等症です。

包帯療法をどれだけ続ければ、どれだけＭＴＰ関節の角度の改善が望めるかについては、即答できません。ただし、根気よく包帯療法を続ければ、足の第一指の変形についても期待が持てるということは間違いありません。

そして、包帯で足の指の変形をこれだけ改善できるというのは、医学的には驚異的な出来事であるといえるでしょう。

注射で外反母趾を「治す」ことはできない

外反母趾の治療として、まず最初に行われるのは保存療法です。いきなり手術をすすめることはほとんどありません。保存療法とは、手術以外の治療法の総称です。ただし、包帯療法も保存療法の一つとして考えられるので、その点は注意してください。

従来の保存療法には、薬物療法、物理療法（温熱療法、マッサージなど）、装具療法、運動療法など、いろいろな種類があります。そして、従来、保存療法でよくならない場合に、手術が用いられてきました。

ここで理解していただきたいのは、保存療法の目的です。従来の保存療法は、多くの場合、治すというよりは「経過を診る」ことが多かったのです。これまでの整形外科医にとっては、治療の最後の切り札が手術なのです。手術が必要になるかどうかを診ている期間に保存療法による治療を行ってきたということでした。

従来の保存療法としては、患部に湿布《しっぷ》をする、痛み止めの薬を飲む、足にサポーターをつける、といったことがよく行われています。バニオンの痛みについては、ステロイド薬

（副腎皮質《ふくじんひしつ》ホルモン薬）の注射をすることもあります。

ステロイド薬の注射は、かなり効果があります。即効性も高く、短時間で症状がかなり落ち着いてきます。ただし、それで外反母趾が治るわけではありません。多くの場合、薬の効果が切れると、再び痛みを訴えます。注射を含めて従来の保存療法は、経過を診るための対処法となっていて、対症療法《たいしょうりょうほう》（症状を一時的におさえることを目的とした治療法）とならざるを得なかったと考えられます。

だからといって、従来の保存療法がまったく効果がないといっているわけではありません。なかには、注射などでよくなったり悪くなったりをくり返しているうちに、なんとなく症状が落ち着いていく人もいます。これは、注射に体が対応した結果、痛みのある関節周囲の状況がよい方向に変化してきて、うまく落ち着いてきているのかもしれません。

市販の装具の限界

では、市販の装具はどうでしょうか。外反母趾があると、一度は試したくなるのが装具です。かなり前から、さまざまな外反母趾用の装具が市販されています。

市販の装具でいちばん多いのは、曲がった足の第一指をまっすぐにするために、第一指と第二指との間を広げる装具です。曲がって、狭くなったところを広げれば、外反母趾も治るような気がするので、この装具は魅力的に思えます。

しかし、これで外反母趾がよくなることは残念ながらありません。それどころか、指と指との間が広がりすぎて、逆に痛みの増すことがあります。

第1章で説明したように、足の第一指が曲がってくるのは、開張足《かいちょうそく》（足の裏の横のアーチがつぶれて足が横に広がっている状態）になって母趾内転筋《ぼしないてんきん》（足の第一指を内側にひねるための筋肉）が突っぱり、足の第一指を外側に引っぱるためです。したがって、いくら足の第一指だけを反対側に広げようとしても、開張足そのものは残っているので、母趾内転筋がさらに引っぱられて、痛みもよけいに強くなるのです。

最近は、開張足が足のトラブルの大きな原因になることが広く知られるようになり、足の第一指のつけ根の部分を締め付けるようなサポーターもあるようです。これは、考え方としてはよいのですが、実際に使うのはむずかしいようです。外反母趾の症状は人それぞれで、同じ形の足の人がいないのですから、統一された規格の製品では対応が困難なためと考えられます。

また、同じ強さのサポーターでは、外反母趾がよくなっていく過程で締め具合を調節できません。私が包帯療法で弾性包帯を用いるのは、症状によってこの微妙な調節が自由にできるからです。

「あとは手術しかない」は誤り

従来の保存療法は「経過」を診るための処置とならざるを得なかったことをお話ししてきました。つまり、ほとんどの患者さんは手術をできるだけさけて、保存療法だけで治してもらいたいと思っているのですが、医師側としては保存療法でどこまで治せるのだろうと、保存療法の効果に懐疑的なので、このギャップがしばしば患者さんをとまどわせる大きな原因になっています。

とくに外反母趾の治療を得意としていない、一般の整形外科医の場合、最初から「さじを投げて」、保存療法すらなおざりにするケースもあるようです。これでは、患者さんを絶望の淵へと追いやることになってしまいます。

その点、整形外科のなかでも、外反母趾の治療を専門に行っている「足の外科」では、治療方針がハッキリしています。保存療法をある程度続けて改善されない場合は、次の段階として手術をすることを考えます。いまのところ、根治《こんち》的治療として、最も信頼されているのは手術だからです。

その結果、「外反母趾がひどくなったら、手術しかないのか」と、患者さんの側も最終的にはあきらめてしまうわけです。

しかし、そうしたあきらめは、もしかするとなくなるかもしれません。なぜなら、包帯療法が広く普及すれば、手術をしなくてすむ患者さんのふえることが期待されるからです。

実は、医師の側も「あとは手術しかない」という発想を転換すべきかもしれないと思い始めているようです。確かに、私が足の外科の専門医たちの前で初めて包帯療法について報告をしたときには、「何か変わった報告をする先生がいるな」と思われたかもしれません。そうした雰囲気《ふんいき》はいまや変わってきました。最近の足の外科関連の学会でも、保存療法の考え方が主題として取り上げられ、その演題の一つに包帯療法が採用されました。第1章でふれたように、この学会を構成しているメンバーの多くが足の外科の専門医です。

現在、私たちの病院では、包帯療法を有力な治療法として採用しています。複数の医療機関で「手術しかない」といわれた患者さんでも、包帯療法だけで外反母趾が改善した例がすでにたくさんあります。

外反母趾の手術とは

手術とひとことでいってしまうと、あたかもすべての医師が同じ手術しかしていないように聞こえるかもしれませんが、そうではありません。外反母趾の手術には、実にたくさんの方法が発表されています。専門書に載っているものだけでも、一〇〇種類以上もあるといわれています。

とはいえ、それらの方法はかけ離れたものではありません。外反母趾の手術は、足の第一指の骨を切るか、切らないかによって大別できます。

骨を切るときには、骨のどの部分を処置するのかによって、さまざまなパターンがあります。たとえば、足の第一指のMTP関節の近くか、つけ根寄りのほうを切るのか、などです。そして、さらにその切り方にもさまざまパターンがあります。

骨を切らない手術には、筋肉や靭帯《じんたい》（骨と骨をつないでいる弾力性のある線維《せんい》）だけを切ってゆるめる手術、曲った関節のゆるんだところを縫い縮めて矯正《きょうせい》をする手術、母趾内転筋の付着部を切って、引っぱっている力をゆるめる手術など、これもまたいろいろあります。

正確に数えたことはありませんが、とにかくものすごい数です。いくら足の外科の専門医であっても、こんなにたくさんの手術は覚えきれるものではありません。私たちが実際に覚えているのは、そのうちのメインとなる数種類の方法です。これだけ覚えていればじゅうぶんです。

膨大な数の手術があると聞かされると、さすがは足の外科だと感心する人もいるかもしれません。確かにすごい世界であることは間違いないでしょう。しかし、そんなにたくさんの手術があるということは、完璧な手術法が存在しないことを物語っている何よりの証拠でもあるのです。

私が外反母趾の手術をしたくない理由

私はもうほとんど外反母趾の手術をしていません。これは足の外科の専門医として、異例なことです。足の外科では、外反母趾の手術は医師の腕の見せどころともいえます。

私が外反母趾の手術をしなくなったのは、直接的には包帯療法に出合ったからですが、それ以外にも理由はたくさんあります。

まず、どんな手術も、直後は患部が腫《は》れて痛みます。しかし、外反母趾の手術では、それがかなり長期に続きます。手術をしたのだから痛いのはしようがないと思うかもしれませんが、だいたい一〜三ヵ月は腫れも引きません。その間、歩くのがたいへんです。歩きにくいし、患部に体重がかかるとなおさら強く痛みます。

骨を切る手術の場合、足の外科の熟練した医師なら一〜二時間ほどでできます。しかし、なんといっても骨を切るのですから、決して簡単な手術ではありません。

入院期間も、人によっては長くなることがあります。お年寄りなら、手術後のリハビリテーション（機能回復訓練）が思うように進まず、二ヵ月くらい入院することもあります。若い人で、ほかの部位の筋肉がしっかりしていれば、一〜二週間で退院することもできますが、松葉杖《まつばづえ》をついての退院となります。

足の第一指を手術するので、そのあとのリハビリはさけられません。退院したら、すぐ元のように歩けるわけではないのです。人によっては、このリハビリがかなり長くなることがあります。両足の手術をした場合にはもっとたいへんで、回復するまで介助をする人が必要になるでしょう。

もう一つ、痛みと同様に女性が気になるのは、手術後の傷跡です。もちろん、時間がたてばほとんど目立たないぐらいに小さくなる人もいますが、その一方でケロイドのようになって残る人もいます。後悔しないためには、初めから傷跡が長期に残ることは覚悟しておいたほうがよいでしょう。とくに、色素沈着を起こしやすい人はなおさらです。

以上、外反母趾の手術によるデメリットをいくつか述べてきましたが、実はまだ記していない、大きな問題が一つ残されています。それは、再発の問題です。

手術後の再発は本当か

医師から外反母趾の手術をすすめられて、二の足を踏む患者さんには、二つのタイプがあります。

一つは、前述したように外反母趾の手術が予想以上にたいへんであることから、なかなか踏み切れない人たち。もう一つは、手術を受けても再発するのではないかと恐れている人たちです。

実は、外反母趾の手術のデメリットとして、最も検証しなければならないのは、この再発の問題です。

せっかく痛い手術を受けてもまた元に戻ってしまったとしたら、こんなショックなことはありません。これは事実なのでしょうか。

外反母趾の手術を受けても、時間がたつうちに再発する可能性は絶対にないとはいえません。つまり、手術で曲がった足の第一指をまっすぐにしても、また曲がってくることが実際にあるのです。

しかも、その再発率は決して低くはありません。私自身の経験でいえば、手術件数はそれほど多くありませんが、一五%は再発しています。一〇人手術をしたら、一人以上は再発する計算です。

もともとどんな手術も、一〇〇%の成功率を望むことはできません。人間のすることですから、これはやむを得ないでしょう。とはいえ、許容の範囲にもある程度の限度があるのではないでしょうか。再発率が一〜二%なら受け入れることも可能でしょうが、一五%というのはやはり高すぎるように思います。

患者さんが手術によって受ける肉体的、経済的な負担は決して少ないものではありません。それにもかかわらず、術後に再発したとしたら、なんのための手術かと思わざるを得ません。

しかも、その再発の原因を考えると、ますます手術をすることの意味を問わずにはいられなくなってきます。

外反母趾の手術は、足の指の形を整えることにあります。しかし、問題は手術で足の指の形は整えても、外反母趾の原因と考えられる足の甲の筋肉の問題が解決できているのだろうか、という疑問です。

足の甲の筋肉の代表的なものとして母趾内転筋と母指外転筋のバランスについて説明してきましたが、この二つの筋肉だけでなく、足の甲の筋肉全体がバランスよく動かなければ、手術でいくら足の指を正しい位置に戻しても、それをいつまでも維持するのはむずかしいと考えられるのです。手術をしたからといって、急に筋肉が元気になって、しっかりと動くようになるとは限りません。

そんなことから、私の場合、特別なことがない限り、手術をしなくなりました。もちろん、包帯療法を治療にとり入れるようになってから、その必要がなくなったというのも、大きな理由の一つです。

手術が必要かどうかを適切に判断できる力量

もう少し手術の問題点について考えてみたいと思います。

よく問題にされる「手術がうまくいったか、いかなかったか」というのは、実は医療側からの判断がほとんどです。患者さんが手術を受けてどう思っているかという視点が入っていません。私たち医療側には、そうした配慮がこれまで欠けていたのです。

医師から見れば、外反母趾の手術後に患者さんを診察して、とりあえず足の第一指はまっすぐになっていて、しかも普通に歩けるということを確認すると、患者さんが何か不満をいわない限り、手術はうまくいったと判断します。

しかし、くわしく調べてみると、患者さんの本音は少し違うようです。確かに指はまっすぐになったし、歩けるのですが、足に鈍痛《どんつう》があり、歩きづらいなど、いろいろ不満を感じていることが多いようです。

ところが、医師の前に来ると、本当のことをいわない、またはいえない患者さんがまだたくさんいます。これは、決して患者さんだけがいけないといっているわけではありません。医療の側にも、患者さんが自由に自分の考えをいえない雰囲気があるからです。私たち医師は、まずこのことから気がついていかなければなりません。医師と患者さんとの関係を、これからもっと変えていく必要があるでしょう。

そして、患者さんの側から見て、治療がうまくいったのか、いかなかったのかという評価も下していく必要があります。実際、最近はそういう意味での評価表を各学会で作り始めています。この動きは、すでに日本の整形外科学会全体として始められており、もちろん、私たち足の外科学会でも、患者さんの視点に立った機能評価法についての検討を開始しています。

また、そうしないと、これからの患者さんのニーズ（要求）にこたえていくことができないという、医療の側の切実な理由もあります。というのは、ここ数年で、患者さんの側も、医師のいうなりになるだけでなく、医師の力量をしっかりと評価する目を持ち始めたように感じるからです。以前は日本では違和感のあったセカンドオピニオン（診断や治療法が適切かどうかを別の医師に判断を求めること）も、いまではめずらしい出来事ではなくなっています。

患者さんの側も、できる医師かそうでないかをシビアに見ているでしょう。おそらく手術のうまいへただけではなく、現在の医療レベルの中で手術が必要なのかどうかを適切に判断でき、保存療法にもくわしいという力量が医療の側に積極的に求められるような時代が到来しつつあります。

包帯療法か手術か

かなり以前になりますが、両足ともに外反母趾の患者さんが、「両足をいっぺんに手術をしてください」と私に希望してきたことがあります。

いままでは、外反母趾の患者さんが訪れたら、軽症だろうと重症だろうと、まず包帯療法を試してもらっていますが、当時は私が包帯療法を始めたばかりのころで、患者さんの求めによっては最初から手術をすることもありました。

しかし、両足いっぺんの手術はさすがに遠慮してもらっていました。というのは、片方の足だけの手術でも患者さんには大きな負担になります。それが両足となると、その負担は二倍どころか、三倍にも四倍にもなるからです。

これは、痛みが大きいだけではありません。片方の足の手術であれば、術後に松葉杖で歩くことが可能です。ところが、両足となると、それもできず、術後に車イスが必要になります。退院後、場合によっては歩けるまで回復するのに介護する人も必要になるでしょう。術後のリハビリもかなり苦労するのを覚悟しなければなりません。

そのため、「両足いっぺんに手術をするのは、もちろんできますが、あとがたいへんですよ」と、両足を一度に手術をした場合のデメリットを私はその患者さんに一つずつ説明しました。しかし、患者さんとしては、痛い思いを二度もしたくないのでしょう。なんとしても一回ですませたいといってきました。

そこで、包帯療法と手術を併用することを提案してみました。指の曲がりの激しかった左足だけを手術することにし、右足は包帯療法をしてもらうことにしたのです。後日、右足のほうはその効果を診て、手術するかどうかを判断してもらうことにしました。

左足の手術はうまくいき、術後の経過も順調でした。そして、ほぼ体調が回復した三〜四ヵ月後に、「右足はどうしましょうか」ときいてみました。すると、こんな答えが返ってきました。

「毎日包帯を巻いていたら、右足のほうも痛くなくなったので、こちらの手術はやめにします」

それ以降、この患者さんは手術の話をしなくなりました。

いま考えると、手術と包帯療法の効果を比較できた、よい症例だったと思います。手術もうまくいきましたが、それに負けず劣らず、包帯療法もうまくいったのです。

したがって、外反母趾の治療の順番としては、それが軽症例であっても、手術が必要とされるような重症例であっても、まず包帯療法から始めるのがよいと思います。

また、どうしても外反母趾の手術を望まれる場合には、足の外科の専門医を受診することをおすすめします。外反母趾の手術は、足の構造を熟知していて、どこをどうすれば最も効果的な結果が得られるかを専門的に検討できる力量がなければ、もともと簡単に行ってよい手術ではないのです。

足の外科のある医療機関は、パソコンのインターネットで「日本足の外科学会」のホームページ（URL.http://www.jssf.jp/）を検索すれば、すぐに調べることができます。

第3章

ここまで進化した
包帯療法の威力

包帯療法の発見

私が外反母趾《がいはんぼし》（足の第一指〈親指〉のつけ根が変形して外側に突き出た状態）の手術を積極的に行っていたにもかかわらず、再発する患者さんがいて非常に頭を悩ませていたときのことです。

ある患者さんからこんな話を聞きました。その患者さんの親戚《しんせき》の人が、足の第一指のつけ根が腫《は》れて痛くなったそうです。ただし、その人の足の痛みが外反母趾によるものかどうかはわかりません。

いずれにしても、そのとき「腫れて痛くなった足に包帯をグルグルと巻いて引き締めていたら、いつの間にかよくなった」というのです。

私はこの話を聞いて、ピンとくるものがありました。足の外科の教科書として最も有名な、アメリカのマン教授が書いた専門書にも、似たような包帯を巻いている図が出てくるからです。

その本には、外反母趾の手術をしたあとは、やはり同様に「包帯で足をグルグルと巻く」

ということが記されていました。そうすることにより、足の矯正《きょうせい》を保つようにしようという考えのようでした。

「ひょっとしたら……」

そのとき、突然、アイデアがひらめきました。私は外反母趾の原因を追究しているうちに、X線（レントゲン）、CTスキャン（コンピュータ断層撮影）、MRI（磁気共鳴画像診断《じききょうめいがぞうしんだん》）などの画像検査では判断できない、足の筋肉や靱帯《じんたい》（骨と骨をつないでいる弾力性のある線維《せんい》）などの組織が強いか弱いか、衰《おとろ》えているのか、硬くなっているのかということにこそ真の問題があるのではないか、と思うようになっていました。そこで、適度な強さで包帯を巻くことで、それらの組織の働きを調整し続ければ、問題を改善することができるのではないか、と考えてみたのです。

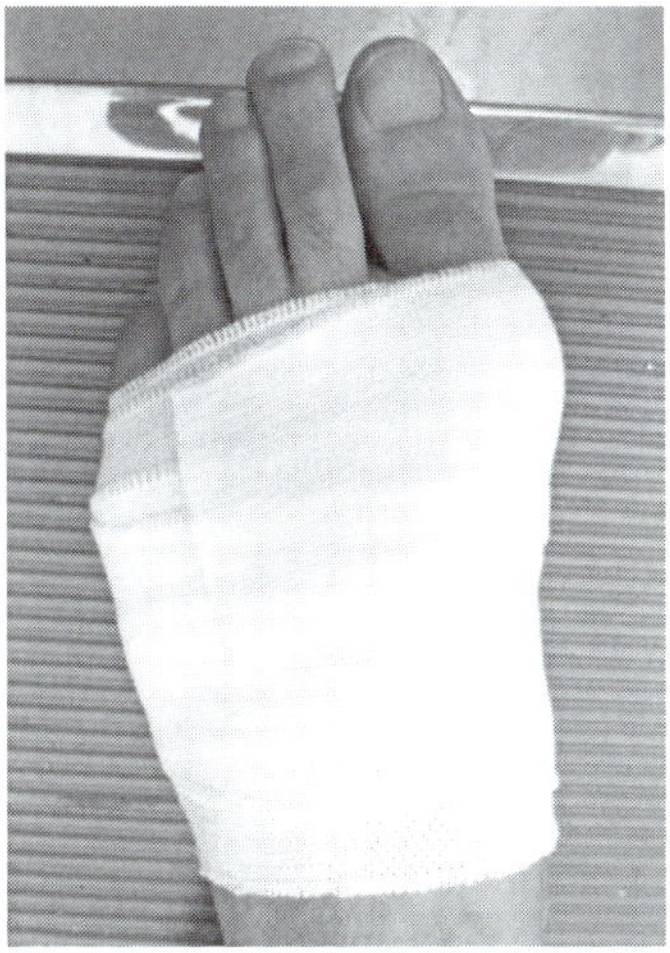

足の甲に弾性包帯を巻いた状態

私はさっそく、外反母趾の患者さんに協力してもらって、夜寝ている間だけ、足の甲を弾性包帯《だんせいほうたい》（伸び縮《ちぢ》みする包帯）

で少し強めに巻いてもらいました。

それから二週間たったあと、その患者さんがこういいました。

「包帯を巻いているうちに、いつの間にか足の痛みがなくなりました」

私は、すぐにまた何人かの外反母趾の患者さんに同様の包帯療法を試してもらいました。

すると、二週間から一ヵ月で同じように足の痛みが軽くなったという報告がありました。

足の外科（整形外科でとくに足を専門とする科）を始めて、これほど痛快な出来事はありませんでした。なぜなら、難治《なんち》とされる外反母趾が包帯の巻き方を指導するだけで次々とよくなるのです。

「なんだ、こんな簡単な方法で、手術が必要と思われていた外反母趾までよくなるのか！」

同時に、それは、外反母趾の手術のやり方を一生懸命に検討していた自分はいったいなんだったのか、と思えるような衝撃でもありました。

これが包帯療法の誕生の顛末《てんまつ》です。

こうして外反母趾の治療で「手術から包帯へ」というユニークな試みが、以前勤務していた病院で始まったのです。二〇〇二年ごろのことです。

弾性包帯だからこそ効く

それにしても、なぜ包帯療法が外反母趾によく効くのでしょうか。実は、効果の秘密はまさに弾性包帯の持つ弾力性（伸び縮みする性質）にあると思われます。包帯療法を実践するにあたって、このことはぜひ理解しておいてください。

ここでもう一度、外反母趾のメカニズムを見てみましょう。足の指にも、手の指と同じように横に広げる筋肉があります。その一つが足の第一指を外側に広げる母趾外転筋《ぼしがいてんきん》です。ところが、現代人の場合、この筋肉が弱って退化してきていると考えられます。一方、足の第一指の指先を第二指（人さし指）側にひねるための筋肉が母趾内転筋《ぼしないてんきん》です。こちらは母趾外転筋と違って、足の深いところで横や斜めに引っぱる筋肉です。

本来、この母趾外転筋と母趾内転筋のバランスがとれていれば、指はまっすぐに伸びています。しかし、そこへ開張足《かいちょうそく》が起こると、外反母趾になると考えられるのです。開張足とは、足の裏の横のアーチ（足の第一指のつけ根から第五指〈小指〉のつけ根にかけてできているアーチ）がくずれて、足先が横に開いている状態です。ただし、バランスが悪くなるから開張足になるのか、開張足になるからバランスが悪くなるのかという点については、まだハッキリとしたことはわかっていません。

いずれにしても、開張足で足が横に開いた分だけ、母趾内転筋の引っぱる力のほうが強くなり、足の第一指が第二指側に曲がると考えられるのです。

しかも、足の筋肉は加齢に伴《ともな》って弱ったり、柔軟性が衰えたりするため、母趾内転筋が突っぱった状態で母趾外転筋がさらにゆるんでくると、足の第一指はいっそう第二指のほうへ引っぱられる結果となります。

すでに記しましたが、このとき、足の第一指と第二指の間に物をはさんで、指と指の間を広げようとしても、よい結果は期待できません。それどころか、母趾内転筋がさらに引っぱられて、よけいに足の第一指と第二指の間が痛くなることがあります。

それでは外反母趾を靴で治せないのか、と考える人もいるかもしれません。足の構造を知りつくしているプロフェッショナルな靴屋さんであれば、その点をよく考えて、足先に余裕を持たせ、しかも足の甲の部分を引き締めて、開張足を回復させるような構造の靴を作ってくれます。この考え方そのものは、私の包帯療法の原理と同じです。

しかし、考え方は同じでも、決定的に異なることがあります。靴はいったん完成すると、その形を自由に変えることができないことです。人間の足は、その日の体調によって伸びたり縮んだりしています。また、外反母趾がよくなったり、悪くなったりしていく過程でも形に変化が生まれてきます。残念ながら、形の決まった靴や装具などでは、そうした変化に対応することができません。

したがって、その日の足の症状や状態に合わせて締め付け具合を微妙に調整できる、弾性包帯を足の甲に巻く方法が何よりも効果的なのです。しかも、この場合、使用する弾性包帯とは、しっかりとした材質でできた医療用弾性包帯（後述）です。単純なことではあるのですが、ここに包帯療法の効果の秘密があります。

もちろん、包帯療法と併用して、すぐれた靴をはくことは、外反母趾の治療にきわめて有効であることはいうまでもありません。

包帯療法のやり方

それでは、いよいよ包帯療法のやり方を紹介しましょう。

包帯療法そのものは、お金もあまりかからず、誰でもできる簡単なものです。しかし、簡単だからと軽く見て、適当な方法で実践してもあまり効果は望めません。そうした過ちを犯さないために、できるだけわかりやすく具体的に説明しますので、よく読んでください。

適切な弾性包帯の入手方法

最初に気をつけなければならないのは、包帯の選び方です。

包帯には、大きく分けると、「伸縮性のない包帯」（伸び縮みしない包帯）と「伸縮性のある包帯」（伸び縮みする包帯）の二種類があります。

一般に包帯と呼ばれているものは、このうち、伸縮性のない包帯（綿包帯《めんほうたい》）です。ご家庭にこうした綿包帯を置いてある場合も多いと思います。しかし、包帯療法で使うのは、あくまでも弾性包帯です。伸縮性のない包帯を代用することはできません。

次に知らなければならないのは、伸縮包帯には、市販のものと、医療用のものとがあることです。一般の薬局で伸縮包帯として売られている「市販の伸縮包帯」も包帯療法には適した製品ではありません。これも間違えないようにしてください。

包帯療法で用いるのは、「医療用弾性包帯」（伸縮率は二〇〇％）で、専門的には「弾力包帯」と呼ばれています。包帯の幅は五センチのものを使います。

私たちの医療の現場では、この医療用弾性包帯がとても便利な道具として役立っています。なぜなら、弾性包帯は適度な柔軟性と固さを持っているため、関節などの複雑な形の部位に巻いてもずれにくく、特別な巻き方をしなくても患部を固定しやすいからです。

包帯療法では、医療用弾性包帯の持つ、適度な柔軟性と固さが、足の靭帯や筋肉の調整に力を発揮するのです。柔らかすぎる市販の伸縮包帯ではこうはいきません。

同じ伸び縮みする包帯と呼ばれていても、市販のものと医療用のものを手に取って比べてみると、その差は歴然で、まったく違う製品のような印象を受けます。材質的に市販の伸縮包帯は薄くてペラペラなのに対して、医療用弾性包帯は厚手でしっかりしています。値段も市販のものが一個一〇〇円程度だとしたら、医療用のものは二五〇円ほどです。値段が高いのは、材質がしっかりとしているためです。

私が包帯療法でよく使っているのは、『エラスコット』『ククロン』『エルウェーブ』などの製品名で知られているものです。私たちの病院で使われている製品であることと、包帯療法に必要な柔軟性と固さを満たしているため、包帯療法に使用しています。ほかにも、医療用弾性包帯として知られているものがあると思いますが、同等の性質を持ったものであればかまいません。

ただし、医療用弾性包帯の難点は、一般の薬局には置いていないことです。薬局で医療用弾性包帯を手に入れることはまず無理です。もし、薬局に親しい人がいるなら、取り寄せることができるかどうか、相談してもよいかもしれません。

いちばん確実なのは、業者から直接取り寄せることです。インターネットで「弾力包帯」で検索をすれば、取り寄せ可能な業者がわかります。なお、インターネットでは、「弾性包帯」という名称ではなく、専門的に「弾力包帯」として紹介していることが多いので、間違えないようにしましょう。業者から直接注文する場合は、一箱（六個入り）からになることがあります。

一方、かかりつけの整形外科にたのんで医療用弾性包帯を手に入れるのも一つの方法です。あるいは医療機関によっては、売店に医療用弾性包帯を置いているところもあります。

正しい包帯の巻き方

包帯療法は、基本的には夜間寝ている間だけ行います。外反母趾が片方の足だけの場合はその足だけに、両足の場合は両足に巻いてください。

巻き方そのものは簡単です。足の第一指のつけ根の関節と第五指のつけ根の関節のところを軽く引き締めるように、足の甲全体をくるむようにしてグルグルと六〜八回巻いて、しっかりとめるだけです。

実は、包帯療法でむずかしいのは、巻き方ではなく、巻くときの強さです。これは口で説明しても、実際に体験してみないとわからないでしょう。コツは「痛くならない程度にやんわりと引き締めるように」ということになります。

あまり弱く巻いたのでは効果はありません。やや強めに巻きますが、かといって痛くなるほど強く巻かないようにします。日によって症状によって、巻く強さは違ってくることがあります。強く巻きすぎると痛くて眠れなくなることもあるでしょう。また、巻いたときはそれほど痛くなくても、ジワジワと痛みが増してきて、夜中に痛くて目が覚めることもあるかもしれません。さらに、本人はがまんができる範囲で巻いているつもりでも、人によっては夜中に包帯を無意識に取ってしまうこともあります。

巻く強さは自分の感覚で決めてください。このコツを習得するのは、一度では無理です。だいたい一週間ぐらい巻いていると、自分に合った、巻く強さがだんだんわかってきます。なかには、どうしても巻く強さがわからないという人もいます。その場合は、強さのこ

包帯療法のやり方

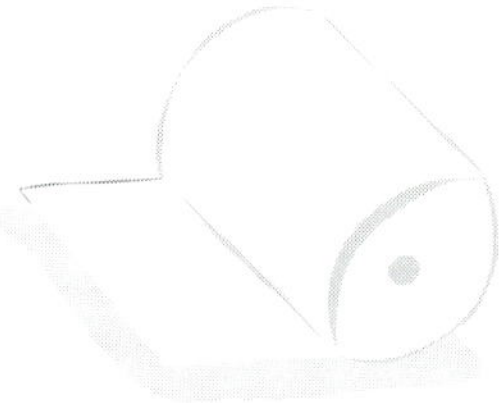

❶ 5センチ幅の弾性包帯を1本用意する

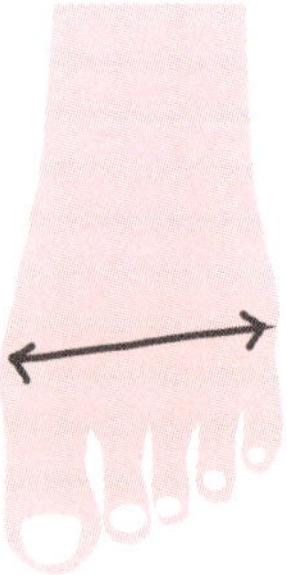

❷ 足の第一指のつけ根の関節と第五指のつけ根の関節のところを引き締めるように包帯を巻く

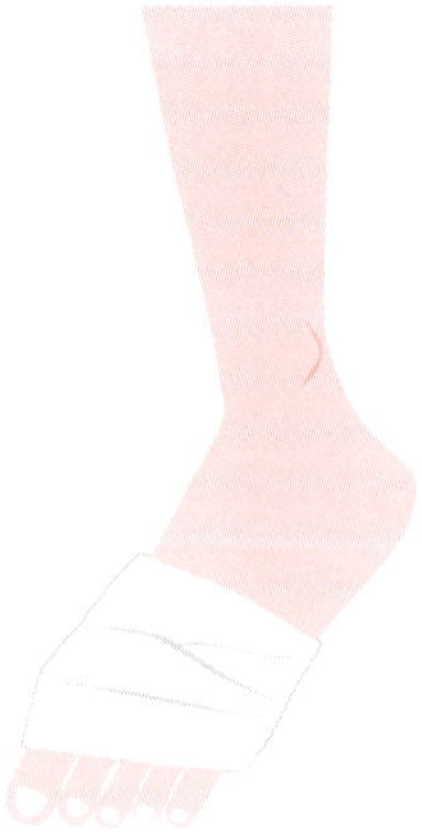

❸ 痛くならない程度に強めに、足の甲全体をくるむように6～8回巻いてしっかりとめる。包帯を巻くのは寝ている間だけでかまわないが、日中もわずらわしくなければ巻いてもよい

とは考えず、包帯を引っぱらずに、そのままていねいに巻くことだけに意識を集中してください。弾力性のある包帯なので、ていねいに六～八回巻くと、それだけで足の甲が締まってくる感じがします。それでじゅうぶんです。あとは、その調子で包帯療法を続けてみてください。痛みが軽くなり、包帯を巻くことに慣れてくると、自然に巻く強さもわかってきます。そうしたら、今度はもう少しだけ、強く巻いてみましょう。それを何回かくり返していると、自分なりの巻く強さがわかってくるはずです。

また、症状が重い人では、最初から痛みのために包帯を強めに巻くことができないことがあります。その場合も、ていねいに巻くことを意識してください。これだけでも効果があります。痛みが軽くなってきたら、徐々に強めに巻くようにしてください。

第二指が上がっているときの巻き方

外反母趾で足の指の変形が強くなりすぎると、足の第一指が第二指の下側にきて、第二指が持ち上げられることがあります（88ページの写真を参照）。こうなると、靴がはきにくくなって、痛みがいちだんと強くなります。なかでも困るのは、持ち上がった第二指が靴にこすれて、炎症《えんしょう》を起こすことです。

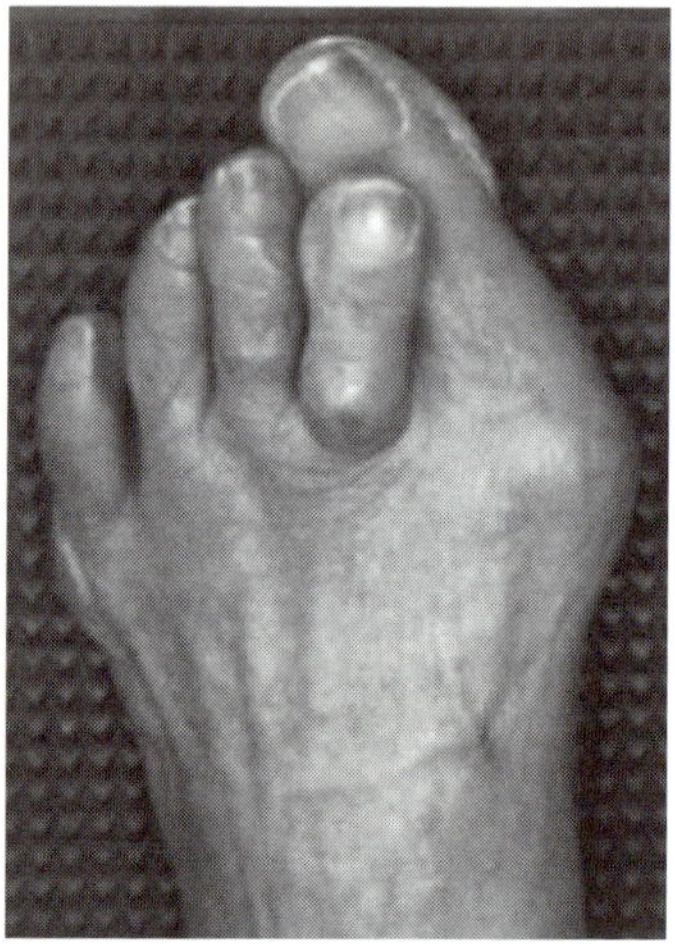
足の第一指が足の第二指の下側にきた症例

ここまでくると、従来であれば治すには手術しかありませんでした。しかし、こうした重症の人でも、包帯療法を行えば、手術をしないで痛みを軽くすることが可能です。決してあきらめてはいけません。

以下のやり方で包帯療法を続けていると、第二指が少し下がって、靴がはきやすくなり、痛みがらくになってきます。完全に元の形に戻るわけではありませんが、第二指が軟らかくなって、靴に当たりにくくなるのです。

巻き方は、最初は同じように足の第一指のつけ根の関節と第五指のつけ根の関節のところを引き締めるように、足の甲全体をくるむようにしてグルグルと三～四回巻きます。

次に、包帯を第一指の下から持ち上がっている第二指の上に持ってきて、さらに第二指を押し下げるように、第二指と第三指（中指）の間を通して足の裏側へ出し、第五指側から第一指側へと巻いていきます。

足の第二指が上がっているときの巻き方

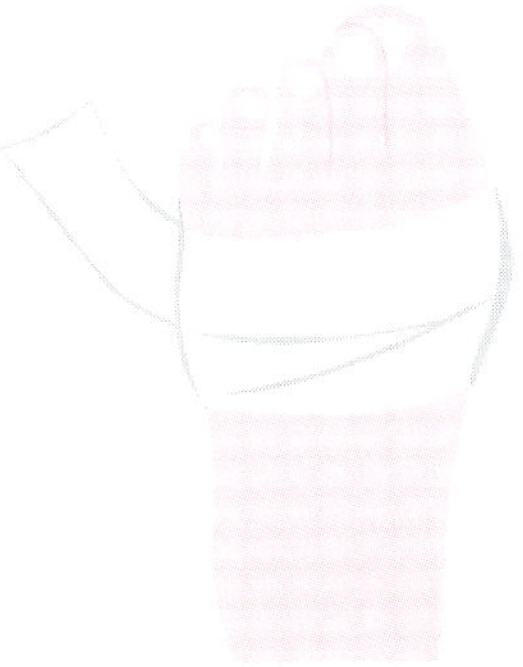

❶ 足の第一指のつけ根の関節と第五指のつけ根の関節を引き締めるように、足の甲全体をくるむようにして 3～4 回巻く

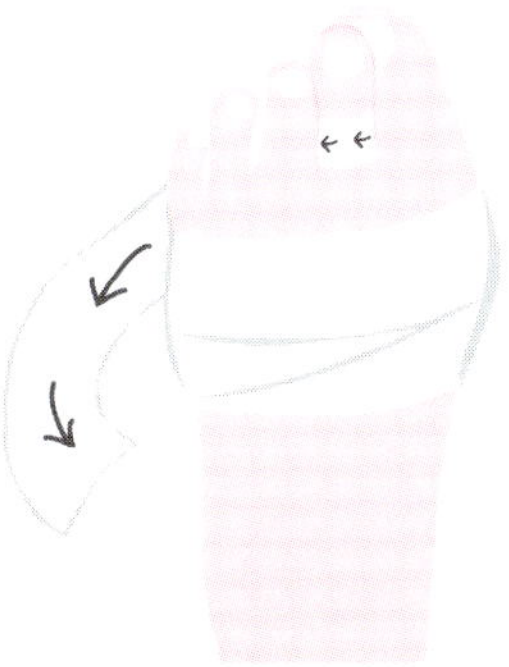

❷ 包帯を第一指の下から第二指の上に持ってきて、さらに第二指と第三指の間を通して足の裏側へ出し、第五指側から第一指側へ巻いていく

❸ ②と同じことをもう一度行い、包帯をしっかりと固定する

これをもう一度行います。つまり、再び包帯を第一指の下から持ち上がっている第二指の上に持ってきて、さらに第二指を押し下げるように、第二指と第三指の間を通して足の裏側へと出して、第五指側へと巻いていきます。そして、最後に包帯をしっかりと固定します。

包帯療法はいつまで続けるのか

私が調べた限りでは、包帯療法で外反母趾の痛み（バニオンの痛み）が改善するのに平均で二～三ヵ月、疼痛《とうつう》消失（痛みがほとんどなくなって治ったような状態）に六～七ヵ月かかっています（くわしくは52ページを参照）。

ただし、最初は結果のことを考えずに、とにかく一週間、包帯を適正に巻くことだけに専念してください。これは練習のための期間です。だいたい一～二週間巻き続けて、包帯を巻くことに慣れてくると、症状にも変化が現れていることに気がつくでしょう。

その変化で、痛みが大きく改善する人もいれば、少ししか改善しない人もいるかもしれません。しかし、なんらかの手ごたえを感じると、たいていの患者さんは包帯療法を続けることに意欲がわいてきます。これは、外反母趾で靴がはけなくなってきたり、歩くのに苦痛を覚えたりする人ほど、そうした思いを強く抱くようです。

したがって、包帯療法で大切なのは、最初の一～二週間です。この期間に自分なりの包帯の巻き方をマスターしてください。巻き方のコツをつかめた人は、たいていの場合、あとはそのまま続いていきます。もともと寝ている間に包帯を巻いているだけのことですから、手間もかからず症状が改善されていくので、包帯を巻かないで寝ると、なんとなく落ち着かないような気持ちになってくるはずです。

最終的には、そのように包帯療法の習慣化した人が疼痛消失という結果になります。ここまでくればしめたもの。あとは、その習慣を続けてください。これは外反母趾の再発を防ぐことにも、変形した第一指を改善していくことにもつながります。

もちろん、寝ている間だけでなく、昼間でも包帯を足に巻けるなら、巻いてもかまいません。巻いている時間が多ければ多いほど、足にとってはよいことです。

ただし、早く結果を出そうとあわてるのは禁物です。大切なのは、一度に長時間巻いているよりも、毎日確実に続けること。毎日続けているうちに、ジワジワと効果が現れてきます。

包帯療法の効果をさらに高めるコツ

包帯療法を実践されている人たちには、その効果をさらに高めるために、足のマッサージと体操もいっしょに行ってもらっています。いずれも簡単にできるものなので、習慣にしてください。

血流を促進する足のマッサージ

この足のマッサージは、包帯療法を始めると同時に続けてください。足の血流を促進したり、その日の足の疲れを取ったりするために、ぜひとも包帯療法とセットで続けていただくとよいでしょう。

〈足のマッサージのやり方〉

❶イスか床に座った状態で、外反母趾のある足をもう片方の足のひざの上に、あぐらをかくようにのせる

❷ひざの上にのせた足の甲と足の裏を両手のひらでサンドイッチするようにはさむ
❸両手の手のひらの軟らかい部分で、足の甲と足の裏をまんべんなく、土踏まずのあたりから指先までなでるようにもむ
❹赤く腫れているところがあるときは、そこをはずして行う

このマッサージを風呂上がりの体が温まっているときに、三～五分間行います。

マッサージで大切なのは、いきなりグリグリと足を力まかせに押さないこと。足をいたわる気持ちで、できるだけやさしく行いましょう。コツは、押すのではなく、なでること。血流をよくするためにやさしくなでるのです。

また、ただなでるのではなく、慣れてきたら、なでながら、筋肉の突っぱり具合、皮下組織《ひか》の腫れ具合などを確かめながらマッサージするようにします。強くゴシゴシとマッサージすると、こうした微妙な感覚も読み取ることができなくなります。

包帯療法を毎日続けると、足の甲や足の裏をさわったときの感触が少しずつ変化していきます。この変化を確かめながらマッサージをすると、足の状態がよくなっていくのが実感できます。

足のマッサージのやり方

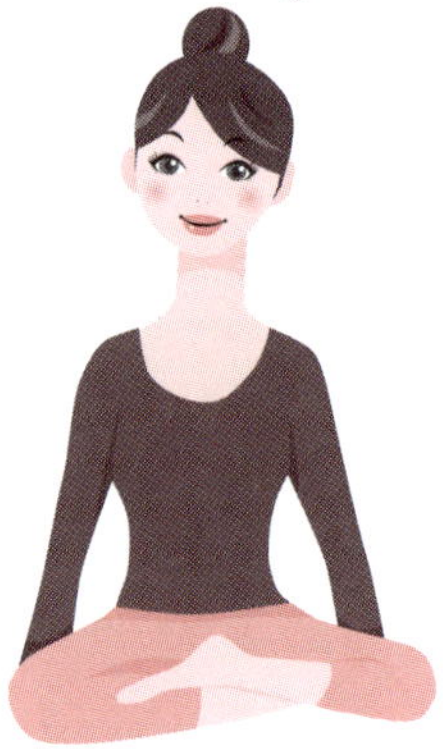

❶ イスか床に座った状態で、外反母趾のある足をもう片方の足のひざの上にあぐらをかくようにのせる

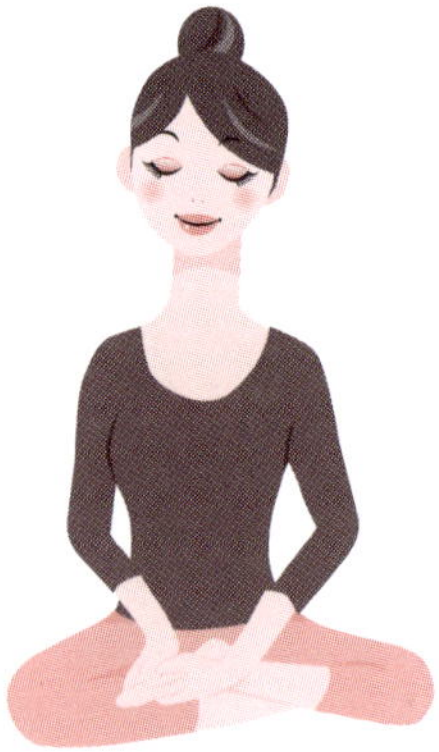

❷ ひざの上にのせた足の甲と足の裏を両手のひらでサンドイッチするようにはさむ

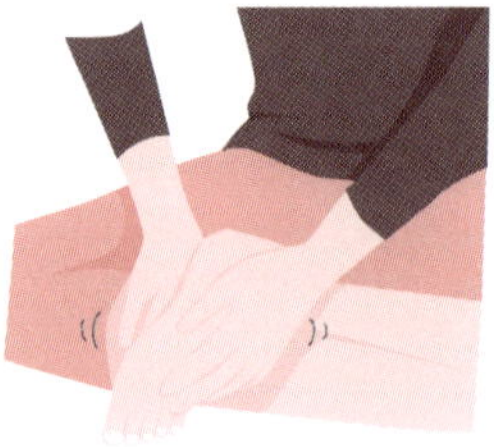

❸ 手のひらの軟らかい部分で、足の甲と足の裏をまんべんなく、土踏まずのあたりから指先までなでるようにもむ

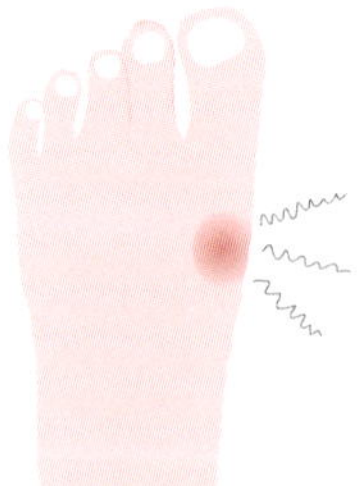

❹ 赤く腫れているところがあるときは、そこをはずして行う

基本的には、足のマッサージは外反母趾のある側だけでかまいませんが、全身の健康のことを考えたら、両足に行ったほうがよいでしょう。マッサージに慣れてくると、片方の足だけでは満足できなくなってくるかもしれません。

弱った筋肉を強化する足の体操

足の体操は、開始するタイミングを間違えないようにしましょう。足のマッサージが包帯療法を開始すると同時に始めるのに対して、足の体操を開始するのは、ずっとあとになります。いきなり始めてもうまくいかないことが多いのです。足の体操はとても効果的なのですが、開始するタイミングを間違えると効果が出ません。

包帯療法と足のマッサージを毎日続けていると、硬くなっていた足の筋肉が軟らかくなったり、外反母趾による足の痛みが軽くなったりするのが実感できるようになります。

人によって、その時期は異なります。一週間ほどで明らかな改善が見られる人もいれば、一ヵ月ほどかかる人もいるでしょう。足の痛みが確実にやわらぎ、これなら足の運動をしても大丈夫という自信がわいてきたら、足の体操を始めてください。

〈足の体操のやり方〉

❶壁やタンスなどの前に足を肩幅に開いて立ち、両手を壁やタンスなどにつける
❷かかとを持ち上げてつま先立ちになり、足の第一指に体重がかかっていることを意識しながら、三秒ほどどこの姿勢を維持する
❸かかとを下ろして①に戻り、同様の動作を一〇回くり返す

足の体操も、風呂上がりの体が温まっているときに行うことをおすすめします。一分もあればできる体操なので、包帯療法、足のマッサージとともに、できれば毎日の習慣にしてください。

外反母趾を引き起こす原因は、足の甲や指先の筋肉が衰えていることにあると考えられます。これらの筋肉が衰えて、バランスが悪くなっているために外反母趾を引き起こし、足の第一指が曲がってくるのです。

もともと現代のような便利な世の中では、これらの足の筋肉を鍛《きた》えるのは容易ではありません。とくに足の指先まで鍛えるような機会は、日常生活から奪われています。足の体操で足の甲や指先の筋肉をじゅうぶんに鍛え直してください。

足の体操のやり方

❶ 壁やタンスなどの前に足を肩幅に開いて立ち、両手を壁やタンスなどにつける

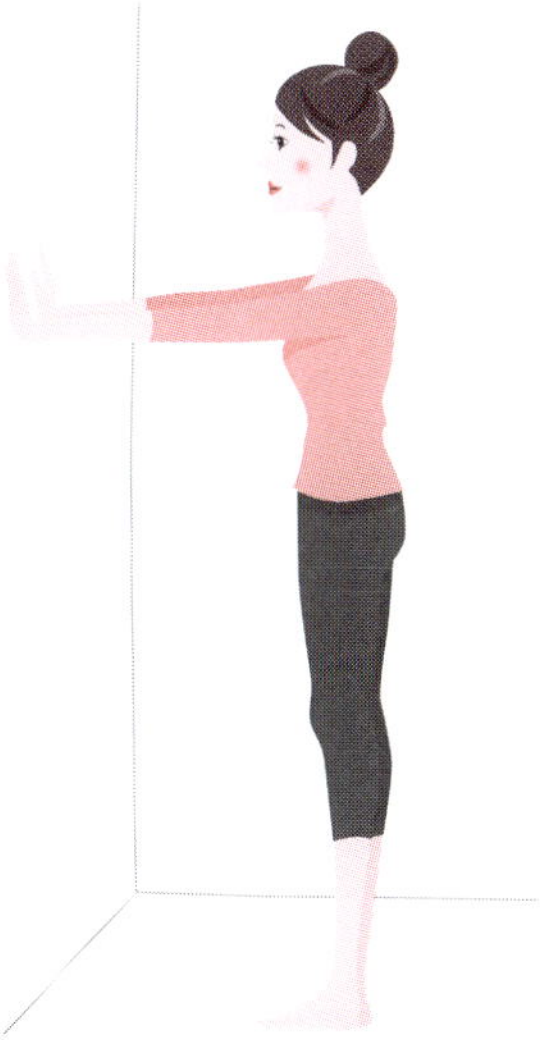

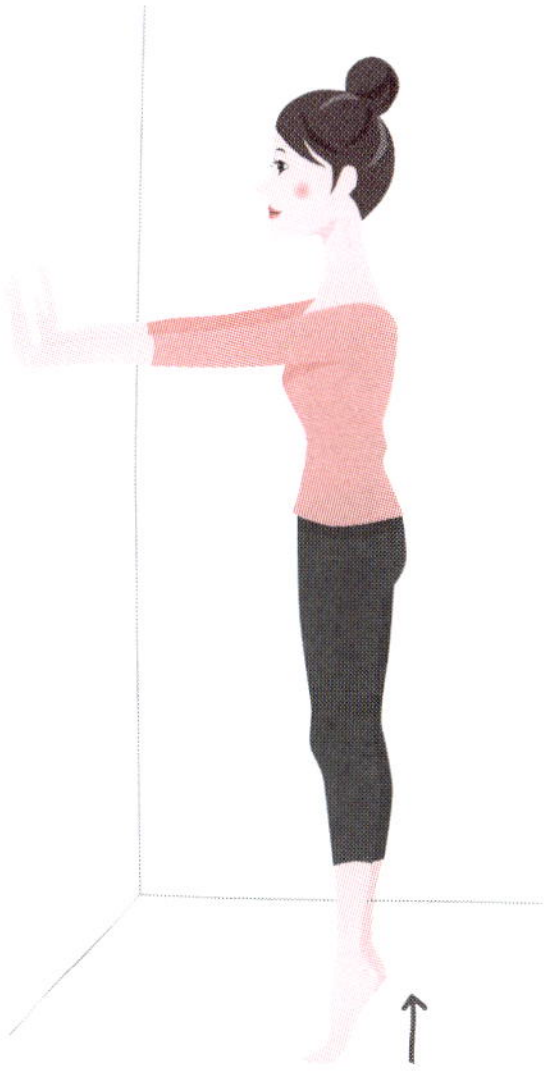

❷ かかとを持ち上げて①に戻りつま先立ちになり、足の第一指に体重がかかっていることを意識しながら、3 秒間ほどこの姿勢を維持する。かかとを下ろし、これを 10 回くり返す

慣れてきたら、足の体操はどこでも簡単にできます。バスや電車の中でも、つり革につかまってできます。足の状態がすっかりよくなったら、日常的に足の筋肉を鍛えるとよいでしょう。

足の体操で足全体に柔軟性が出てきたら、足の指を積極的に動かす体操も行ってみましょう。手のすいたときに、靴を脱いで足の指を曲げたり伸ばしたりしてみてください。奈良県立医科大学のグループでは、足の指の運動療法が外反母趾に有効であることを報告しています。

外反母趾の人の靴選びのコツ

外反母趾では、足の第一指のつけ根が靴に当たって痛くなります。そのため、患者さんは足の指のつけ根が当たらないように幅の広い靴を買う傾向があります。確かに幅広の靴をはくと、当たりが少ないので、痛みも減少します。

しかし、これは一時的な現象で、時間がたつと、また指のつけ根が靴に当たって痛むようになります。というのは、幅広の靴は足の甲の両わきがしっかりと押さえることができず、開張足が進んで、足のつけ根の変形がさらに進んでしまうからです。

包帯療法を実践している人は、せっかく開張足を予防しているわけですから、靴も次のような条件を備《そな》えているものを選びましょう。

〈外反母趾の人におすすめの靴のタイプ〉

❶かかとの部分がしっかりしていて、かかとの両わきが気持ちよくおさまるもの
❷靴をはいて歩いたときに、足の甲の両わきがピッタリと支えられているもの
❸足先が当たらないもの

かかとの部分はそれなりの固さが必要です。ここがグニャグニャだと、足は安定しません。かかとの両わきがしっかりと押さえられていて、なおかつはいていて気持ちのいいものを選びましょう。きついもの、ゆるいものは不適切です。

また、足の甲の両わきがしっかりと押さえられていると、開張足を防いで、外反母趾を予防します。

さらに、靴をはいたときに、足先には五〜一〇ミリくらいの余裕が必要です。これは、

靴の選び方

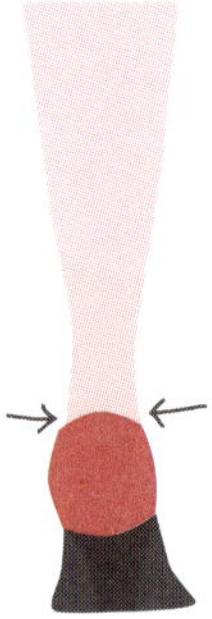

❶ かかとの部分がしっかりしていて、かかとの両わきが気持ちよくおさまるもの

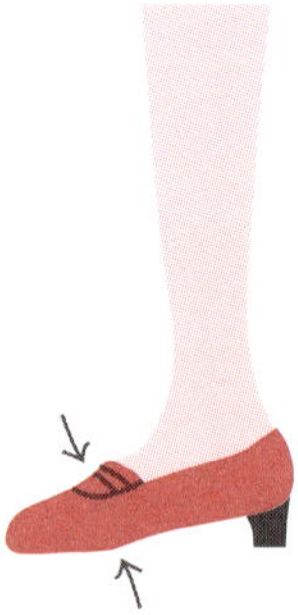

❷ 靴をはいて歩いたときに、足の甲の両わきがピッタリと支えられているもの

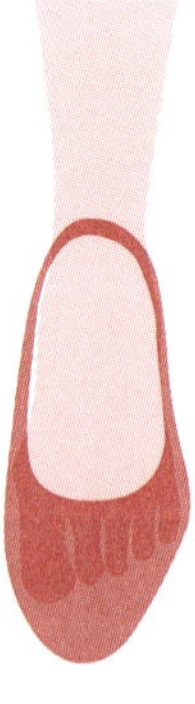

❸ つま先が当たらないもの

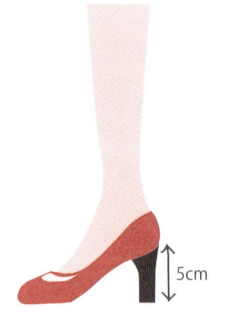

❹ ハイヒールの場合はヒールの高さが 5 センチ以内のもの

専門家の間で「捨て寸」と呼ばれているものです。足の五本の指を開いたり閉じたりできたら問題はありません。

ただし、これらの三つの条件を備《そな》えた靴を選ぶと、逆に足の第一指のつけ根が靴に当たる可能性が出てきます。その場合は、当たる部分を靴屋さんにたのんで、広げてもらってください。靴屋さんは、シュースプレッダー、シューストレッチャーなどの器具で靴の当たる部分を広げてくれます。

ハイヒールをはくときの注意点

私は、外反母趾の患者さんでもハイヒールをはいてもかまわないと考えています。痛くてハイヒールがはけないときは別ですが、痛まないのならハイヒールをはいていただいてけっこうです。

その場合、しっかりと包帯療法を続けてください。ハイヒールをはく直前まで包帯療法を続けて、外出から戻ってきたら、裸足になって、まず足のマッサージを丹念にします。

そして、夜はしっかり包帯療法をしましょう。

ただし、どんなハイヒールでもはいてかまわないというわけではありません。「靴の選び方」のところでも記したように、ハイヒールも靴として適切なものを選ぶ必要があります。

なお、ここでいうハイヒールとは、一般的にハイヒールといわれているパンプスのことです。パンプスは、ひもやベルトなどの調整具のないトップライン（上部のはき口のこと）の浅い靴のことです。

ハイヒールを選ぶ条件としては、靴の選び方の①〜③と同じです。ここでは、さらに四番めの条件としてヒールの高さをつけ加えてください。

❹ヒールの高さが五センチ以内のもの

ハイヒールをはき慣れている人では、平らな靴ではかえって歩きづらい感じがします。また、ヒールを高くすると足がきれいに見えるので、女性にとってはその高さが大きな意味を持ってきます。

とはいえ、あまりにもヒールの高い靴は不安定で危険な場合もありますので、五センチ

ハイヒールをはくときの注意

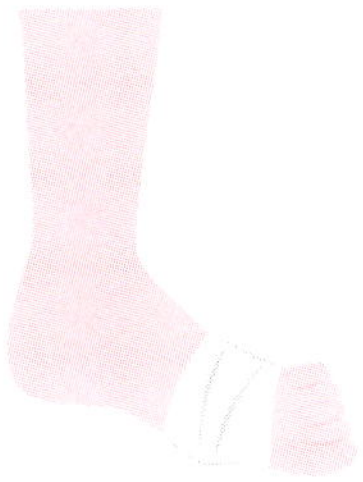

❶ ハイヒールをはく直前まで包帯療法を続ける

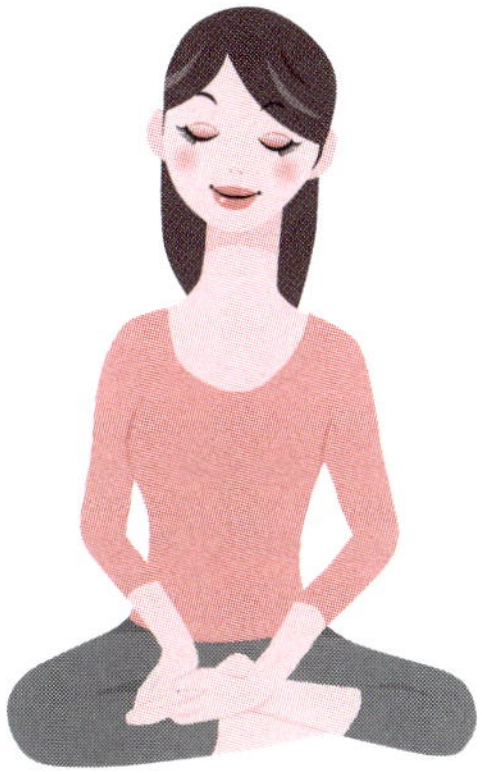

❷ 外出から戻ったら裸足になって足のマッサージを丹念に行う

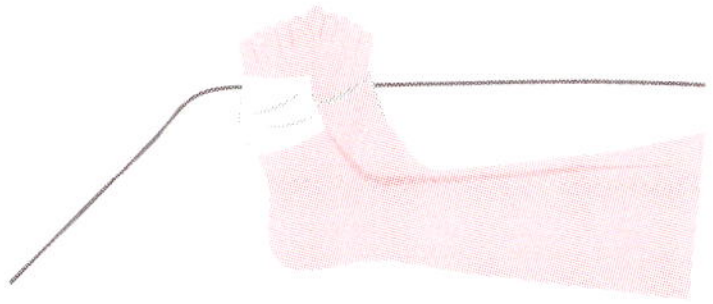

❸ 再び包帯を巻いて寝る

以内のものを選んでください。ヒールが高いほど、時間とともに指先が靴の先端部分に寄り、指先の動きが悪くなって、足の甲の筋肉の疲労とむくみにつながります。外反母趾のことを考えるなら、三～四センチ以内のものが理想です。

包帯療法のもう一つの威力

外科医泣かせの中足骨頭部痛にも著効

「はじめに」でも記したように、外反母趾と同じように包帯療法がよく効く足の症状として「中足骨頭《ちゅうそくこっとう》部《ぶ》痛《つう》（モルトン病）」があります。この症状に対しても、包帯療法は効果を示します。

これは患者さんにとって朗報であるのはいうまでもありませんが、実は私たち足の専門医にとってもよい知らせです。なぜなら、この中足骨頭部痛は意外に治療に手こずるからです。

では、その症状から説明しましょう。

足の甲の部分を構成している骨格の一つに中足骨があります。足の甲を手の指でさわってみると、足の指につながる五本の骨があるのがわかるでしょう。それが中足骨です。そして、足の裏の指のつけ根にある、この中足骨の先端（骨頭）が痛むのが、中足骨頭部痛です。

症状は、まず足の指の裏に何かがへばりついているような違和感から始まるのが一般的です。足の裏に何かガムテープでもへばりついているような、とても変な感覚を覚えるのです。また、そうした感覚異常があってから、足の指のしびれが出てくることもあります。しびれで最も多いのは、足の第三指で、第四指（薬指）がしびれる人もいます。

そして、これらの症状に気がついてしばらくたつと、今度は歩くときに足が痛くなってきます。体重がかかると、足の第二指、第三指、あるいは第四指のつけ根がビリッと痛むのです。足を地面につけると痛いので、しばしば無意識のうちに指のつけ根に体重をかけないような不自然な歩き方をするようになります。

ときとして、その痛みは強烈です。足の指先だけでなく、頭のほうまで突き刺さるような痛みが襲ってくるという人もいます。

症状はたいてい片方の足に起こります。両足に起こるのはまれです。年齢的には三十代以降の人に多く、私の経験では二十代以前の若い人をほとんど診《み》たことがありません。

外反母趾は圧倒的に女性に多いのが特徴ですが、中足骨頭部痛は男性にも目立ちます。患者さんの二〇～三〇％は男性です。

患者さんの数は外反母趾ほど多くないと思われていますが、実際はかなりいるのかもしれません。外反母趾の場合がそうだったように、中足骨頭部痛でもその名前と症状が多くの人に知られるようになると、患者数はもっとふえるのではないでしょうか。実際、新聞に中足骨頭部痛についての小さな記事を載せてもらったところ、それを読んだ患者さんが私の外来を多数受診してきたことがありました。おそらくそうした足の痛みを抱えていても、どこへ行ってよいのかわからず、一人で悩んでいる人が多いのだと思います。

また、中足骨頭部痛が多くの医師にとって意外に治療が困難な症状であるため、ほうっておかれることもあるようです。そんな事情も重なって、この病気の実態はますますよくわからないようになっています。

なぜ指のつけ根が痛くなるのか

私のこれまでの臨床経験では、中足骨頭部痛にも包帯療法がよく効くことがわかっています。その改善率は八〇～九〇％にもなります。包帯療法がこれほどよく効くということから、中足骨頭部痛の原因も開帳足との関連が疑われました。

しかし、調べてみると、中足骨頭部痛では、典型的な開帳足が見つかることはまずありません。多くの場合、開帳足と違って、足の裏にある横のアーチが少しへこんだような状態です。足の第二指と第三指のつけ根が下方に落ち込みますが、足自体はそれほど横には広がっていないのです。そのため、一見するとアーチの機能はそれほど低下していないように見えますが、実際にはかなり衰えているようです。

足の裏にある横のアーチは、足の先端が地面についたときに、クッションの役割をして、足にかかる衝撃をやわらげています。その働きが低下すると、指の骨頭に衝撃が直接加わり、これが足にとって非常に大きな負担となります。

私たちは両足で立つことがあたりまえになっていて、足にかかる負担についてあまり考えることはありません。しかし、私たちが二本足で立っているときに、全身の重さを引き受けてくれているのが足の裏に形成されているアーチなのです。

もし、私たちが毎日一万歩歩くとすると、一日一万回も足の裏を地面にたたきつけていることになります。その衝撃をすべて足の裏のアーチが吸収してくれています。したがって、足の裏にある横のアーチの機能が低下すると、中足骨頭部に負担をかけて、そこに痛みを引き起こすことになるのだと考えられます。

では、なぜ足の裏にある横のアーチが落ち込んでくるのでしょうか。これについては、私にもまだよくわかりません。基本的には、外反母趾と同じように足の甲の筋肉のバランスの悪さが原因だと思うのですが、確証を得るまでにはいたっていません。

外反母趾と同様に、中足骨頭部痛でもハイヒールとの関係がよく取りざたされています。しかし、外反母趾とは比べることができないくらい男性にも多いので、ハイヒールとの関連性は低いでしょう。この場合は、靴をはくこと自体に原因があるのではないか、と疑われています。

いちばん効果的なのは包帯療法

中足骨頭部痛に私たち専門医も手こずるのは、いうまでもなく決定的な治療法がなかったからです。

現在、中足骨頭部痛の治療は、保存療法が中心となっています。一般的には痛み止めの薬と注射、それにサポーターが用いられています。しかし、痛み止めの薬は、中足骨頭部痛にはほとんど効きません。

サポーターとしては、土踏まずを支えるようなものが用いられていますが、実際は土踏まずだけでなく、足の第二指と第三指のつけ根を支えるようなサポーターを作る必要があります。もし、サポーターを作るような場合は、その点をよく確認してください。

あまりに痛いときには、痛み止めの注射を打ちます。注射は痛みを抑えるのに効果のある場合もありますが、痛みの原因そのものを治すわけではありません。

こうした治療の手づまりな状態を打開する方法として、これから注目していただきたいのが包帯療法です。すでに記したように外反母趾と同様に患者さんの八〇～九〇％がよくなっています。つまり、ほとんどの中足骨頭部痛に効果的なのです。

私の印象に残っている症例では、次のようなものがあります。五十代の男性が右足の中足骨頭部痛で一〇年近く悩んでいました。サポーターを試したり、いろいろな治療を受けたりしても、足の痛みはほとんどよくなりませんでした。最後に私の外来を受診して、包帯療法を一ヵ月続けたところ、あっけないほど簡単に治ったのです。「あんなに痛かったのがウソのようです」とその男性は何度も話していました。

包帯は根気よく巻き続ける

中足骨頭部痛の包帯療法は次のように行います。

〈中足骨頭部痛に効く包帯療法のやり方〉

❶痛みの強いうちは、包帯療法と足のマッサージだけを行う
❷痛みが取れてきたら、足の体操も行う

包帯の巻き方は、外反母趾の場合とほぼ同じです。弾性包帯で、足の第一指のつけ根の関節と第五指のつけ根の関節のところを軽く引き締めるようにグルグルと六〜八回巻いて、しっかりとめます。やや強めに巻きますが、かといって痛くなるほど強く巻かないようにしましょう。がまんのできる範囲内で、ほどほどに強く巻きます。

包帯療法と同時に足のマッサージも行います。簡単にできるマッサージなので、これも必ず行うようにしましょう。やり方については92ページをごらんください。

痛みが軽くなってきたら、足の体操も徐々に行いましょう。これがらくにできるように

中足骨頭部痛に効く包帯療法のやり方

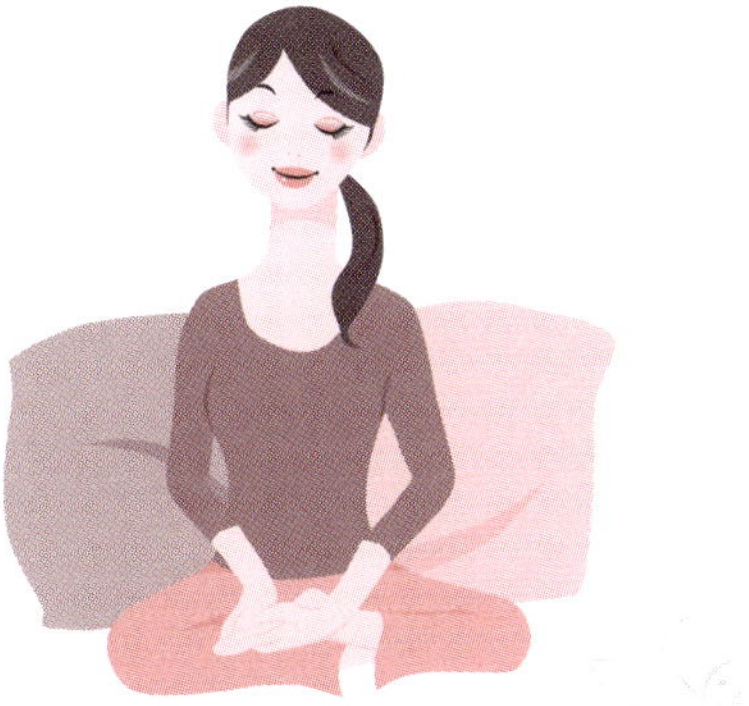

❶ 痛みの強いうちは包帯療法と足のマッサージだけを行う

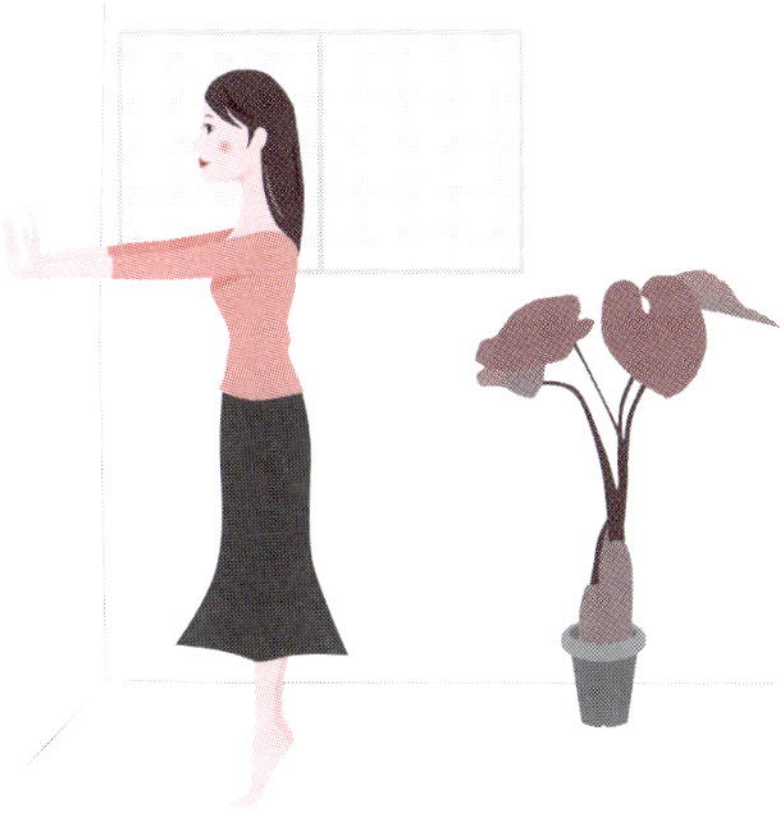

❷ 痛みが取れてきたら足の体操も行う

なってきたら、本当によくなってきた証拠です。足の体操のやり方は95ページをごらんください。

第4章

包帯1本で
外反母趾の痛みが消えた！
変形も改善した体験者の手記

六〇度も曲がった重症の外反母趾が四二度まで改善し痛みも消えて快適な毎日

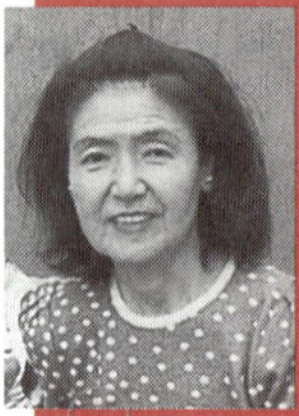

CASE 1

横《よこ》井《い》幸《ゆき》子《こ》　主婦　68歳

地獄の苦しみとはこのこと

私が自分の外反母趾《がいはんぼし》（足の第一指〈親指〉のつけ根の骨が変形して外側に突き出た状態）に気がついたのは、一九八五年ごろです。実は、それ以前はまったく外反母趾に気がついていませんでした。それどころか、そんな病気があることさえ知らなかったのです。たまたま腰が痛くて整形外科で診《み》てもらったところ、そこの先生から外反母趾があることを指摘されて初めて知りました。

確かに自分の足をよく見てみると、足の第一指のつけ根の関節が外側に大きく飛び出して、足の第一指が第二指（人さし指）のほうへ曲がるだけでなく、その上にのっていました。両足ともそうでした。

いまなら、この状態を見れば、誰でも重症の外反母趾だと思うに違いありません。しかし、当時、外反母趾という病気は世間ではまったく認知されていませんでした。外反母趾という名前を知っている人も、私のまわりにはほとんどいなかったのです。

そんなわけですから、私は自分の足の状態がおかしいとは考えてもみませんでした。また、足の変形がひどくなっていても、まったく痛みを伴《ともな》わなかったので、異常だとは思わなかったこともあるでしょう。

のちに、二十歳のころに撮った、ゲタをはいている自分の写真を見つけ出して、若いころの足の指の状態を見てみると、確かに足の指はスラリとまっすぐに伸びているので驚いたくらいです。

しかし、自分の足に無関心だった私も、それからはいやでも気にしないではいられなくなりました。左足の外反母趾はなんでもないのに、右足の外反母趾が徐々に痛むようになってきたからです。

それでも、少しくらいの痛みなら、なんとか耐えることができました。靴をはいて歩くのが苦痛になってくると、自分の足に合う靴を探し回りました。実際、すぐれた靴を作ってくれる靴屋さんがあり、そこの特製の靴ならはいて歩くことができたのです。

しかし、がまんにも限界が訪れました。二〇〇二年ごろ、その靴をはいても右足の外反母趾が痛くて痛くて、歩けなくなってしまったのです。足を地面につけるたびにズキンズキンと右足の第一指のつけ根の関節が激痛を発します。地獄の苦しみとはこのようなことをいうのでしょう。

まじまじと自分の右足を見てみると、足の第一指が大きく曲がって、足の第二指の上に完全にのっかっていました。なんとその曲がりの角度は六〇度もあったのです。これがどれだけすごい角度かは、実際に分度器で六〇度の目盛りを確認していただければわかっていただけるでしょう。

しかも、足の第一指のつけ根の関節がまるで角《つの》のように外側に飛び出して、赤く腫《は》れています。ひどい状態を見慣れてきた私でも、目をおおいたくなるほどのありさまでした。痛みもますます強烈になっていました。それまで手術を恐れていた私が「もう手術しかないな」と観念するほどの激痛です。

とはいえ、必死の思いで訪れた病院の整形外科の医師が私の足を診るなり、すぐにカレンダーを持ってきて、

「(手術は)いつにしましょうか?」

といわれたときには、やはりショックでした。

私は「手術は受けたくない」という気持ちはなくなっていました。本当に痛いときには、もう気持ちに余裕がありません。「少しでもらくにしてくれるなら、手術だろうとなんだろうと一刻も早く受けたい」というのが、そのときの心境でした。それほど痛みが激しかったのです。

しかし、手術は信頼の置ける医師にしてほしいという思いだけは強く残っていました。手術を受ける覚悟はしていても、残念なことに、信頼の置ける医師との出会いがなかなかありませんでした。あとで思うと、これが私に幸運をもたらしたのです。

けっきょく、全部で四～五ヵ所の医療機関を回りました。そのなかには、当時、外反母趾の治療で全国的に名前の知られた病院も含まれています。それらの、どの病院の医師も私の足の状態を診て、「手術しかない」ということで意見は一致していました。しかし、私が手術を受けたくなるような医師は一人もいませんでした。

そして、私が最後にたどり着いたのが、当時、日本医科大学付属病院整形外科で足の外科外来を担当していた青木孝文《あおきたかふみ》先生でした。

青木先生は私がそれまで出会った医師たちとはまったく違う先生でした。ひととおりの検査を終えたあと、ハッキリとこういわれたのです。

「ひどい状態ですね。ですが、私としては手術はおすすめできません」

このひとことに、私は本当に驚きました。しかも、その誠実な対応に心を打たれました。

私は即座にこの先生にすべてをおまかせしようと決心しました。

冷えを退治して再発も克服

このあとの出来事は、いま考えても不思議でなりません。青木先生は足の手術もしなければ、薬も使わず、包帯だけで私の外反母趾の治療を始めたのです。

私は先生からいわれたとおり、足の甲にしっかりと弾性《だんせい》包帯《ほうたい》（伸び縮《ちぢ》みする包帯）を巻く包帯療法を開始しました。私の場合、足の第一指が第二指の上にのっかっているので、巻き方は普通の巻き方と少し違っています（この場合の巻き方は87ページを参照）。また、寝ているときだけでなく、私は風呂に入っているとき以外はずっと包帯を足に巻いていました。

こうして青木先生にいろいろなアドバイスを受けながら、包帯療法を一ヵ月、二ヵ月と続けていくうちに、あれほど痛かった外反母趾が徐々に改善していき、再び歩けるように

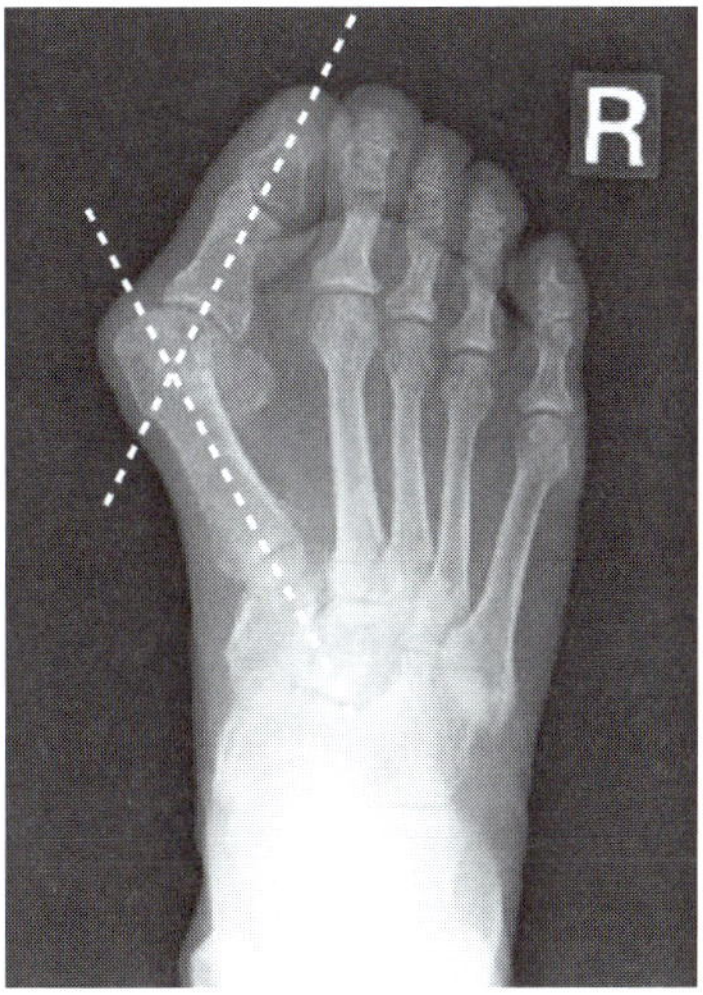

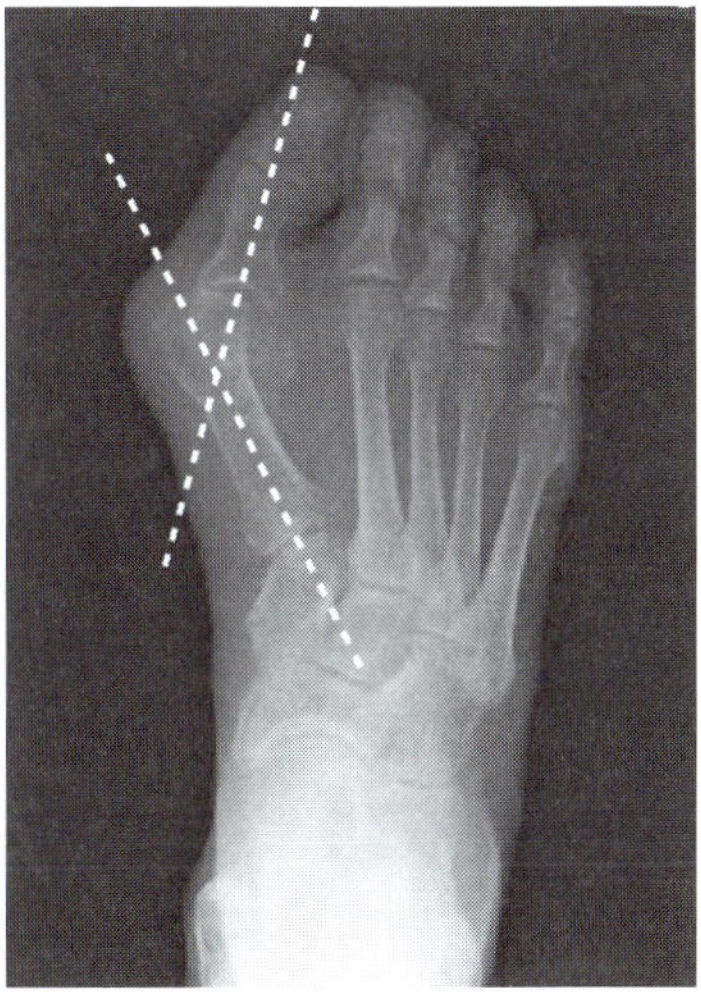
初診時における横井さんの右足のX線写真（右）。外反角が57度もあったが、包帯療法を始めて３年後には43度まで改善した（左）

なってきたのです。もう手術しかないと考えていたのがウソのようでした。

以来、青木先生のお世話になり続けてきました。足の第一指の曲がりの角度が六〇度もあったのに、一〇年近く包帯療法を続けたところ、四二度にまで改善しました。これも包帯療法の大きな成果です。

しかし、話はまだ終わりません。二〇一一年十一月、どんでん返しのようなことが起こりました。再び右足の外反母趾に激痛が襲ってきたのです。そのときは、青木先生が作ってくださったパッドを当てるなど、いろいろなことをしてみたのですが、痛みは取れませんでした。

私はパニックに陥《おちい》って、思わず「手術をしてください」と青木先生にたのみました。

しかし、青木先生は静かにこうおっしゃいました。

「冬に手術をすると、術後の経過がよくないから、暖かくなるまで待ってください。それから考えましょう」

確かに先生のいわれるとおりでした。私は痛みをこらえて、そのまま包帯療法を続けました。すると、季節が暖かくなるにつれて、痛みもらくになり、最後には痛みがなくなったのです。

そして、翌年の十一月のことです。また寒くなったら痛くなるのだろうか、と不安を覚えて、足をさわってみると、足の指が氷のように冷たくなっていたのです。そのとき、「これだ！」と思いました。冷えです。あのときは足が冷えて、血行障害を起こし、痛みがぶり返したのかもしれません。「冷えは足の大敵です」と青木先生が何度もおっしゃっていたのを思い出しました。

もちろん、私は朝晩、青木先生から教えていただいた足のマッサージ（くわしくは92ページを参照）を実行していました。しかし、それからは朝晩に限らず、外へ出かけるときも

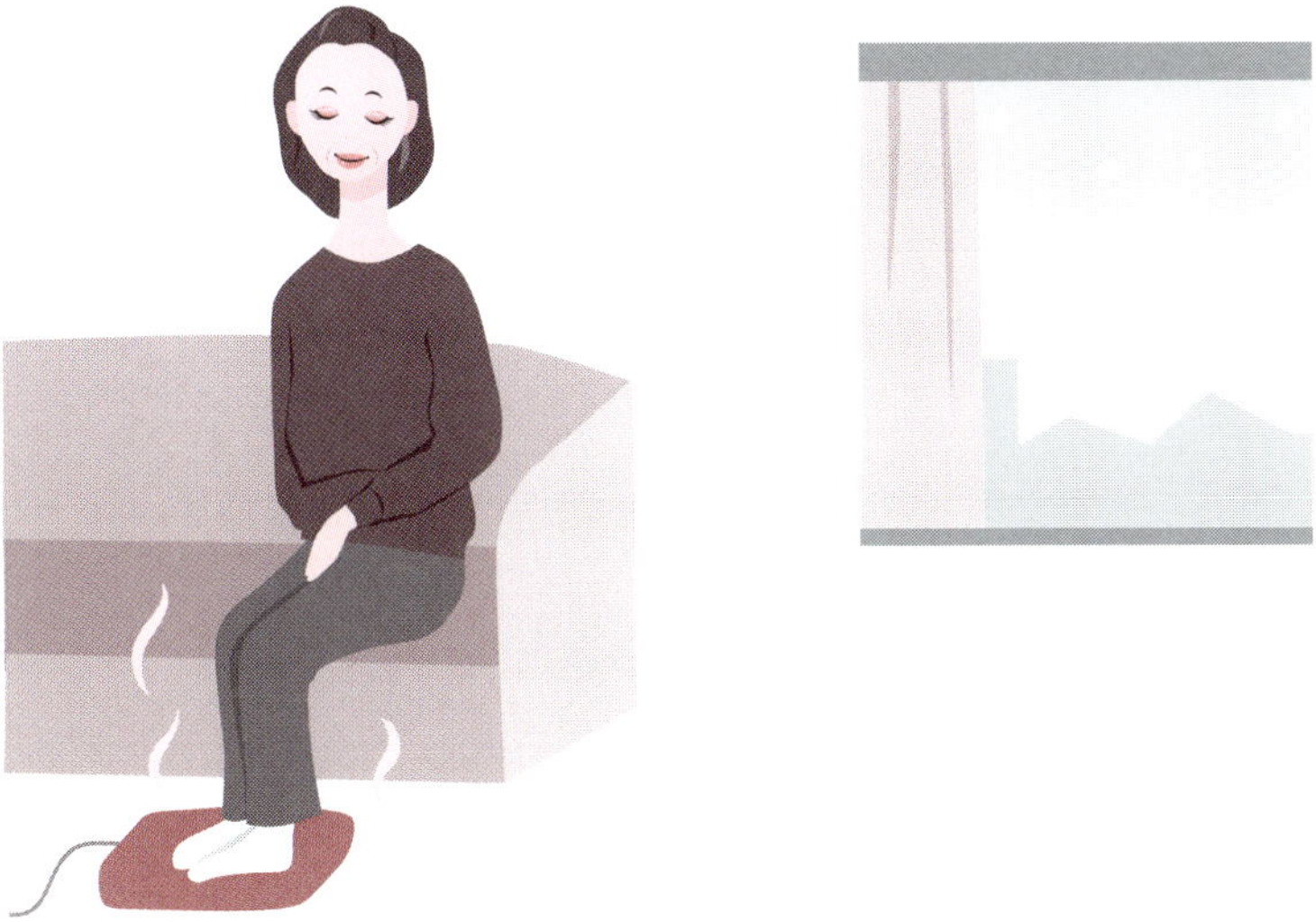

両足を足温器の上にのせて温めた

五分間、じゅうぶんに足のマッサージをしてから、外出するようにしました。そうすると、足の血行がよくなって、足がポカポカと温まり、いくら歩いても痛くありません。

また、何もしていないときは、両足を足温器の上にのせて、温めるようにしました。すると、寒い冬でも足の状態はよく、痛みが襲ってくることはありませんでした。

私はもう二〇年以上、外反母趾とつきあってきましたが、もし、あのとき、青木先生に会えなかったら、私の運命はどうなっていたのでしょうか。本当に私は幸運だったと思います。私のこの経験が少しでもみなさんのお役に立つことができたら幸いです。

青木先生のコメント

横井さんは、両足ともに重症の外反母趾です。足の第一指の曲がりの角度が四〇度以上は重症で、横井さんの場合、初診時には五七度もありました。痛みも激しくて、歩くことも満足にできないような状態でした。

しかし、包帯療法を熱心に実践された結果、現在は曲がりの角度が四〇度ほどになり、痛みもなくなって普通に生活をされています。

なお、体験手記の中で横井さんがふれている「冷え対策」はとても重要です。包帯療法の効果の一つも保温です。それでも、冬場は横井さんが指摘されているように足を冷やさない工夫をしてください。

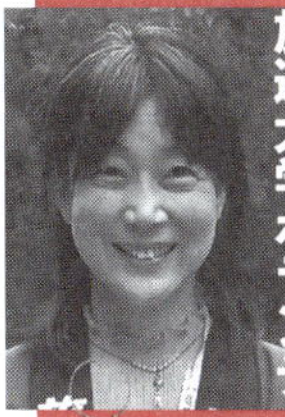

CASE2

垣谷江里子《かきやえりこ》
放送大学ボランティア　50歳

足の靱帯が切れたかと思うほどの指の激痛が半年でほぼ消え いまや完治といってもいい状態

足を蹴り出した瞬間に「ズキン！」という衝撃

私が外反母趾《がいはんぼし》（足の第一指〈親指〉のつけ根の骨が変形して外側に突き出た状態）の症状に初めて気がついたのは、十八歳のころです。両足ともに足の第一指のつけ根の関節が外側に飛び出し、第一指が第二指（人さし指）のほうへ大きく曲がっていました。

しかし、そのときの印象は、これはほかの人の足の指の形と少し違うなという程度だったと思います。では、なぜ気になったのかというと、そのころから変形のある右足の第一指のつけ根に痛みを感じ始めたからです。もっと前から足の変形には気がついていたと思うのですが、痛みがなかったので、自分の足が病気だとは考えなかったのです。

痛みがあっても、まだ若かった私は、それはそれでしようがないこととがまんをしてきました。また、がまんもできたのです。実は、外反母趾という病名は当時、ほとんど知られていませんでした。そんな病気があるとはまったく想像もできなかったので、「自分の足は痛いんだな」という程度の認識しかありませんでした。

その後、本などで調べて、自分の足は外反母趾だと気がつきましたが、それでも右足の痛みに慣れて、ほうっておきました。

どうしても右足の痛みにがまんができなくなったのは、二十五歳のころでした。右足があまりにも痛いときには、ハイヒールをはくのが本当にたいへんでした。しかし、ちょうどそれまで勤めていた会社を退職することになり、毎日ハイヒールをはくような生活をする必要がなくなったために、痛みとうまくつきあうことができるようになりました。もちろん、外反母趾の痛みがそれでなくなることはなかったのですが、その後、極端に悪化することもなかったので、なんとかがまんをして、二〇〇九年の四十七歳のときまでそうした状態を続けてきました。

大きな変化が起こったのは、その年の暮れのことです。ある寒い晩、家へ向かって歩いているときに、右足の第一指に力を入れて足を蹴《け》り出した瞬間、「ズキン！」という、激しい痛みに襲われたのです。それは、「足の靭帯《じんたい》（骨と骨をつないでいる弾力性のある線《せん》維《い》）が切れたのかな」と思うような、強烈な衝撃の痛みでした。

しかし、足は動くので、靭帯が切れたわけでもなく、骨が折れたわけでもありませんでした。右足の外反母趾がその激しい痛みのもとだったのです。私は右足をかばいながら五〇〇メートルほどを歩いて、やっとの思いで家にたどり着きました。

そのものすごい痛みの程度から、私は自分の外反母趾が、いままでとは比較にならないほど悪い状態になったことを自覚せざるを得ませんでした。もはや、がまんをするような段階ではありません。すぐにでも医師に診《み》ていただく必要がありました。

近所に、約一〇年来お世話になっている、かかりつけの整形外科医がいます。とりあえず、その先生に相談してみました。診察を受けると、即座に「痛みのひどさからいったら、手術の適用になるだろう」といわれました。

手術と聞けば、ほとんどの人は尻込みをするかもしれませんが、そのときの私はそうは考えませんでした。「手術でよくなるのだったら、したほうがいい」と素直に思いました。あまりにも痛みが強いために、早くらくになりたかったのです。私はがまん強いほうですが、その痛みはがまんの限界をはるかに超えていました。

その整形外科の先生から、足の専門医を二名紹介していただきました。その一人が日本医科大学武蔵小杉病院の青木《あおき》孝文《たかふみ》先生だったのです。

手術を受けずにすみジョギングまでできるようになった

暮れも押し迫った御用納めの日に、私は青木先生の診察を受けました。私の外反母趾は中等度（足の第一指の曲がりが三〇～四〇度の状態）とのことでした。本当にひどい状態では、足の第一指が大きく曲がって、第二指の上にのっかってしまうそうです。私の外反母趾は、見た目はそこまでひどくないのですが、痛みは強烈でした。とくに歩いているときに、右足を蹴り出すと激痛が起こります。

外反母趾は見た目の症状で判断されがちですが、私のように変形は中等度でも、痛みは激烈な場合があるとのことでした。また、変形が強くても、まったく痛みがないこともあるそうです。実際、私の左足は右足と同じように変形がありますが、ほとんど痛くありません。私の場合、右足の痛みの原因として、骨が神経を圧迫するためではないか、と青木先生はおっしゃっていました。

あまりにも痛みの症状が激しかったので、紹介されたもう一人の専門医を訪ねていれば、間違いなく手術を受けることになったでしょう。しかし、青木先生は手術の話をまったくせず、私に包帯療法のやり方を指導してくださいました。実は、診察を受ける前に「青木先生は包帯で外反母趾を治す」という話を聞いていたので、違和感はありませんでしたが、まさかそれで私の外反母趾が治るとは考えていませんでした。初めは包帯療法をしても、ゆくゆくは手術になるのだろうと思っていました。

あとで知りましたが、青木先生は包帯療法を始めてから一人も手術をされていないのです。私の場合も、例外ではありませんでした。天と地がひっくり返るほど激しかった、あの痛みが包帯を足に巻いているうちに徐々に消えていったのですから。

そもそも私の外反母趾は十八歳のときを起点とするなら、三〇年近くかけて悪くなったのですから、よくなるのには相当な時間がかかると思っていました。しかし、包帯療法を始めて半年後には、ほぼ痛みがなくなっていました。

もちろん、その間、私も努力をしました。夜寝ているときだけではなく、風呂に入るとき以外、一日中包帯を足に巻き続けていました。外出するときも、包帯を巻いて出かけます。幸い、寒い時期に包帯療法を始めたので、外出するさいは、足に包帯を巻いてブーツをはきました。一日中、足に包帯を巻いているので、包帯がずれたりはずれたりしないような工夫も、自分なりに行いました（基本的なやり方は81ページを参照）。

痛みがかなり取れて、半年すぎたころから、青木先生は足の体操（くわしくは95ページを参照）をするように指導してくださいました。それ以前は、包帯療法とともに足のマッサージ（くわしくは92ページを参照）が中心でしたが、この足の体操を加えてから、いちだんと足の状態がよくなっていきました。

青木先生の治療を受け始めたころから、私は外反母趾のために歩くことに対してとても慎重になっていました。痛みのために小走りに歩く自信がないのです。たとえば、横断歩道で信号が青になってすでに時間が経過している場合、ゆっくり歩く私には渡り切れないことがありました。渡っている途中で青信号がチカチカとしてくると、怖《こわ》くてたまりません。そういうときは、少し待って、青になると同時に横断歩道を渡っていました。

ところが、足の体操を始めてから半年後（包帯療法を始めて一年後）には、横断歩道を普通に渡れるようになっていました。自分でも信じられないほど、身が軽くなっていたのです。

その後、もっと驚くことがありました。旅先の駅で、列車に乗ろうとして思わず走っている自分がいたのです。まさか自分が走れるようになるとは思ってもみませんでした。時間にすれば、五分ほど走ったにすぎません。しかし、もう自分は外反母趾のために走れな

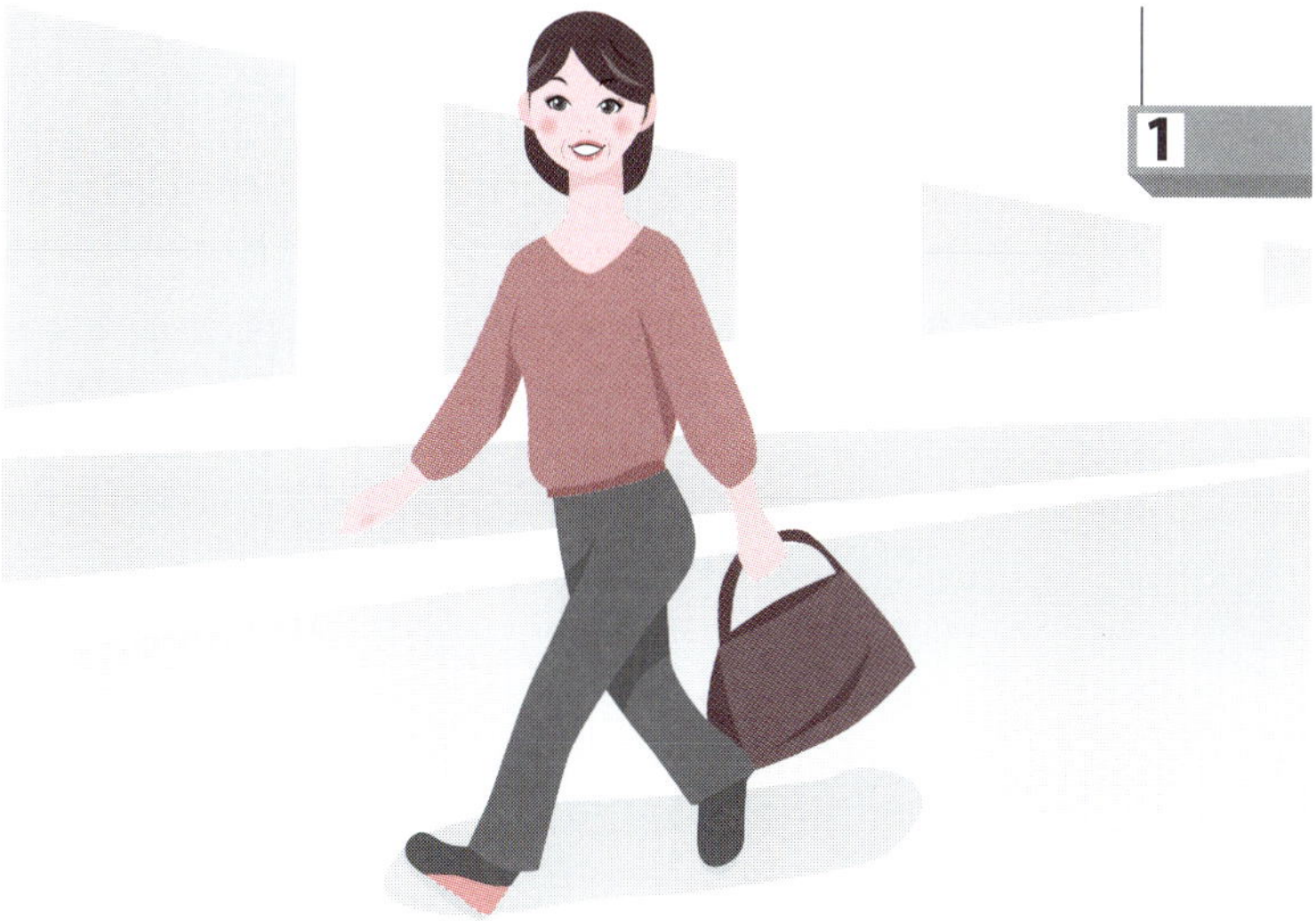

気がついたら駅のホームを走りだしていた

いと思っていたのですから、本当に驚きました。走ったあとも足はまったく痛くなりませんでした。

いまでは、五〇〇メートルほどですが、家のまわりを毎晩、健康維持のためにジョギングをしています。私の場合、もう外反母趾は治ったといってもいいくらいです。

私が自分の経験からみなさんにお伝えしたいのは、包帯療法を始めるなら、途中で投げ出さず、最低三〜六ヵ月は徹底的に続けるということです。だまされたと思って、とりあえず実行しましょう。私のようなひどい痛みの外反母趾でさえよくなるのですから、希望を持って続けてください。

青木先生のコメント

垣谷さんの体験でもわかるように、足の体操ができるようになってくると、足の状態がいちだんとよくなってきます。しかし、足の体操は開始するタイミングが大切ですから、いきなりやらないようにしましょう。

包帯療法と足のマッサージを毎日続けていると、硬くなっていた足の筋肉が軟らかくなってきたり、外反母趾による足の痛みが軽くなっていったりするのが実感できるようになります。そうなってから、足の体操を始めてください。あせってはいけません。垣谷さんのように慎重に、しかし徹底して包帯療法を続けていると、ときには信じられないような結果を得ることができます。

CASE3

木村早紀《きむらさき》（仮名）主婦 66歳

中等症の外反母趾による指の変形が徐々に改善し歩き方まで美しくなった

裸足になるたびに目についていやだった

自分の足の形が気になるようになったのは、二〇〇二年ごろのことだったと思います。足の第一指（親指）のつけ根の関節が外側に飛び出して、さらに足の第一指が第二指（人さし指）側に傾き始めていたのです。とくに、右足にこうした症状が強く現れていました。

不思議なことに、いつの間にか外反母趾《がいはんぼし》（足の第一指のつけ根の骨が変形して外側に突き出た状態）になっていたようです。もちろん、急にこうした足の変形が起こったのではないと思います。気がつかないくらいの変化が少しずつ進んで、それが積もり積もった結果、最後に気がついたのでしょう。

ただし、私の外反母趾はまったく痛くありません。外反母趾はすごく痛いと聞いていたので、私の場合もいつか痛くなるのかと思っていましたが、これまでのところ、そういう徴候《ちょうこう》はいっさいありませんでした。

気になるのは、やはり形です。以前は足の第一指のつけ根の関節のところは平らで、指自体がもっとスラリと伸びていたはずです。それがいまや足の第一指のつけ根の関節がボコッと飛び出して、大きく曲がっているのです。裸足になるたびに、それが目について、いやでいやでしようがありませんでした。

足先は見えないから気にする必要などない。そう思われる人もいるでしょう。とくに、男性はそう考える人が多いかもしれません。しかし、女性の目で見ると、やはり気になるものは気になるのです。

幸い、私の外反母趾は痛くなかったので、形のことが気になっていても、治療しようとは思いませんでした。外反母趾でひどくなった足の指の形を元に戻すには、手術をするしかないと聞いていたからです。

ところが二〇〇八年ごろ、たまたま内科の医師にきいてみたところ、手術をしないで、包帯だけで外反母趾を治す先生がいると教えていただいたのです。それが日本医科大学武蔵小杉病院整形外科の青木《あおき》孝文《たかふみ》先生でした。

最初は「まさか!」と思いました。外反母趾の治療はむずかしいというのが一般的なイメージです。包帯だけで足の第一指の関節の変形が治せるとは、にわかには信じられる話ではありません。しかし、日本医科大学武蔵小杉病院では、包帯療法を外反母趾の正式な治療法として採用しているとのことでした。

そこで、思い切って青木先生の外来で診《み》てもらうことにしました。

足の筋肉に柔軟性が出て指がスムーズに広がる

診断によると、私の外反母趾の程度は中等症で、足の筋肉が硬いタイプということでした。中等症というのは、足の第一指の曲がっている角度が三〇~四〇度までの場合だそうです。

そうした外反母趾であっても、包帯療法でよくなる可能性があると青木先生はいいます。

「時間をかける覚悟をしていただければ、包帯療法は関節の変形を矯正《きようせい》するのにもいい結果を出していますよ」

青木先生から、そう説明していただきました。

青木先生の考え方は「薬もいらない、手術もしない。包帯を足に毎晩巻くだけで外反母趾はよくなる」というものでした。これだったら、時間がかかっても足になんの負担もかからないので、私にも続けられると思いました。

さっそく、その晩から青木先生から渡された医療用の弾性包帯《だんせいほうたい》（伸び縮《ちぢ》みする包帯）を両方の足に巻いて寝るようになりました（基本的なやり方は81ページを参照）。

また、包帯療法と同時に、風呂の中で足のマッサージ（くわしくは92ページを参照）を行います。足の状態がよくなってからは、風呂から出たあとに足の体操（くわしくは95ページを参照）もつけ加えるようにします。私はこれらを青木先生の指導のとおり、毎日ほとんど欠かさず続けてきました。

早いもので現在、包帯療法を続けて二年になります。残念なことに、いまのところ、足の変形が大幅に改善されているようには見えません。しかし、徐々によくなっているという実感はあります。でなかったら、二年も包帯療法を熱心に続けることはできないでしょう。

青木先生は診察のたびに足の筋肉の状態を診てくださるのですが、足の筋肉に柔軟性が出てきたといってくださいます。風呂で足の指をマッサージしていても、そのことがわかります。以前は筋肉がカチカチになっていて、足の第一指と第二指の間を広げようとしてもなかなか開きませんでした。それが最近ではスルッと広げることができるようになり、驚いています。

また、歩き方もよくなってきたと思います。たまたま人から正しい歩き方を教えていただき、それを実践するようにしたところ、自分の悪い歩き方のクセに気がつきました。正しい歩き方を意識して歩かないと、以前の不自然な歩き方に戻ってしまうので、最初はたいへんでしたが、少しずつ歩き方のクセを修正できるようになってきました。これも包帯療法の成果です。

正しい歩き方ができるようになるには、足の筋肉がしっかりとできている必要があります。私の場合、足のマッサージや足の体操を含めた包帯療法で足をしっかりと整えてから、歩き方に注意するようにしたのがよかったと思います。

おもしろいもので、正しい歩き方を心がけるようになると、人の歩き方まで気になってきます。私が見た限り、きちんと歩いている人はそれほど多くありません。青木先生がおっしゃるように、これも外反母趾の大きな原因の一つではないかと思います。

これからさらに包帯療法を続けて、外反母趾をもっとよくしていくつもりです。その結果をまたご報告できたら幸いです。

青木先生のコメント

第1章でも述べましたが、外反母趾では足の第一指がひどく曲がっているからといって、必ず痛みが出てくるわけではありません。そのため、自分が外反母趾になっていても気がつかない人もいます。木村さんの場合、痛みがなかったものの、中等症まで進んで、足の第一指の曲がりがあまりにも大きくなっていたので、外反母趾に気がつかれたのだと思います。

ただし、痛みがない場合、足の第一指が曲がっていても、治療をあきらめてしまう人が多くなります。その理由は、ほとんどが木村さんのように手術が怖《こわ》いからです。

しかし、包帯療法の登場により、もうあきらめる必要はなくなりました。時間はかかるかもしれませんが、ぜひ包帯療法で外反母趾による足の第一指の矯正にチャレンジしてみてください。

CASE4

扇《おうぎ》谷《たに》澄《すみ》子《こ》（仮名）
会社員　55歳

ズキンズキンと痛む中足骨頭部痛が三～四ヵ月で消えてウオノメも腰痛も解消した

中敷きも厚手の靴下も効果なし

私は保育園で調理の仕事をしています。仕事そのものはだいたい午後五時過ぎには終わります。しかし、たくさんの子供たちの昼食とおやつを作るために、朝八時半から調理室で食材の準備、調理、さらにそのあとかたづけと、休みなく働き続けなければなりません。調理の仕事は手作業のように思われるかもしれませんが、大量の食事を作るのはだいぶ雰《ふん》囲《い》気《き》が違います。フットワークがとても大切なのです。広い調理室の中をあちこち動き回りながら、本当に忙しく食事を作っていきます。その間、どれだけ歩いているのか調べたことはありませんが、相当な距離であるのは間違いないと思います。

こうした仕事ですから、気持ちよく料理を作るには、スムーズに体を動かせることが欠かせません。ところが、四十代の後半から、右足の裏の指のつけ根が痛みだしたのです。足の第一指（親指）と第二指（人さし指）のつけ根の間、ちょうど土踏まずの始まるあたりです。右足を床につけるたびに、その部分がズキンズキンと激しく痛み、仕事に集中するのがむずかしくなりました。

作業は長靴かデッキシューズをはいて行います。これらの靴は底が固くて、平らなので、足の指のつけ根がもろに当たり、よけいに痛く感じます。

最悪なことに、その部分にマメができて、痛みがさらにひどくなってしまいました。しかも、マメは硬くなってタコになり、さらに硬い芯《しん》を持ったウオノメへと変貌《へんぼう》していきました。これがまたとても痛いのです。おかげで、右足をかばって歩くために、歩き方も不自然になり、腰痛まで起こるようになりました。

もちろん、痛みを抑えるために、いろいろな工夫をしてみました。長靴の底にクッションのある中敷きを入れてみたり、厚手の靴下をはいたりして、とにかく足の裏に衝撃がかからないよう、できる限りのことをしてみました。しかし、少しはいいような気もするのですが、根本的な解決にはならないので、考えた末に医師に診《み》てもらうことに決めました。

当初、私の足の指のつけ根の痛みは、外反母趾《がいはんぼし》（足の第一指のつけ根の骨が変形して外側に突き出た状態）によるものと思っていました。実際、足の第一指のつけ根の関節の部分が外側に出ていて、第二指側に少し曲がっているので、確かにその傾向はあるのかと思います。

そこで、外反母趾を専門に治療をしていることで有名な、ある医療機関を訪ねてみました。しかし、よく考えてみると、外反母趾の治療で有名ということは、要するに手術がうまいということです。待合室にもすでに手術を受けた患者さんが多数いました。

しかし、治療が有名な割には、診察にはがっかりしました。中敷きをするようにと指導してくれるだけで、治療らしい治療はしてくれなかったのです。けっきょく、長時間待たされて、足のサイズを測ったり、レントゲン写真を撮られたりと、いろいろな検査を受けただけでした。それっきり、そこへ行くのをやめてしまいました。

私が次に訪れたところは、日本医科大学武蔵小杉病院でした。そこの整形外科には外反母趾の治療で有名な青木《あおき》孝文《たかふみ》先生がいました。ただし、青木先生の場合は、先の施設の先生と逆の意味で有名でした。外反母趾の手術をしないで、包帯で治すことでよく知られた先生だったのです。

しかも、青木先生は私の右足を診てから、意外な診断をされました。

「外反母趾は大したことはないですね。これは中足骨頭《ちゅうそくこっとう》部痛《ぶつう》（モルトン病）ですよ」

初めて聞いた病名でした。これは足の指のつけ根が痛む症状で、くわしい原因はまだ解明されていないとのことでした。前に診ていただいた先生はこうした説明をしてくれなかったので、よけいに意外な気がしました。

「この症状には包帯療法がとてもよく効きます。時間はかかるかもしれませんが、試してください」

足の指のつけ根の痛みに長いこと苦しめられてきたので、確実によくなるのだったら、青木先生のいうことはなんでも実行しようと固く決意をしました。

包帯を巻いてから長靴をはいて調理をした

その夜から、教えていただいたとおりに、風呂上がりに足のマッサージ（くわしくは92ページを参照）をして、右足に包帯を巻いて眠るようになりました。その後、足の体操（くわしくは95ページを参照）も教えていただき、これも行っています。

包帯療法では、医療用の弾性包帯《だんせいほうたい》（伸び縮《ちぢ》みする包帯）を使います。これは市販の伸縮包帯に比べてしっかりしています。これを適度な強さで足の甲に巻くのです。強く巻きす

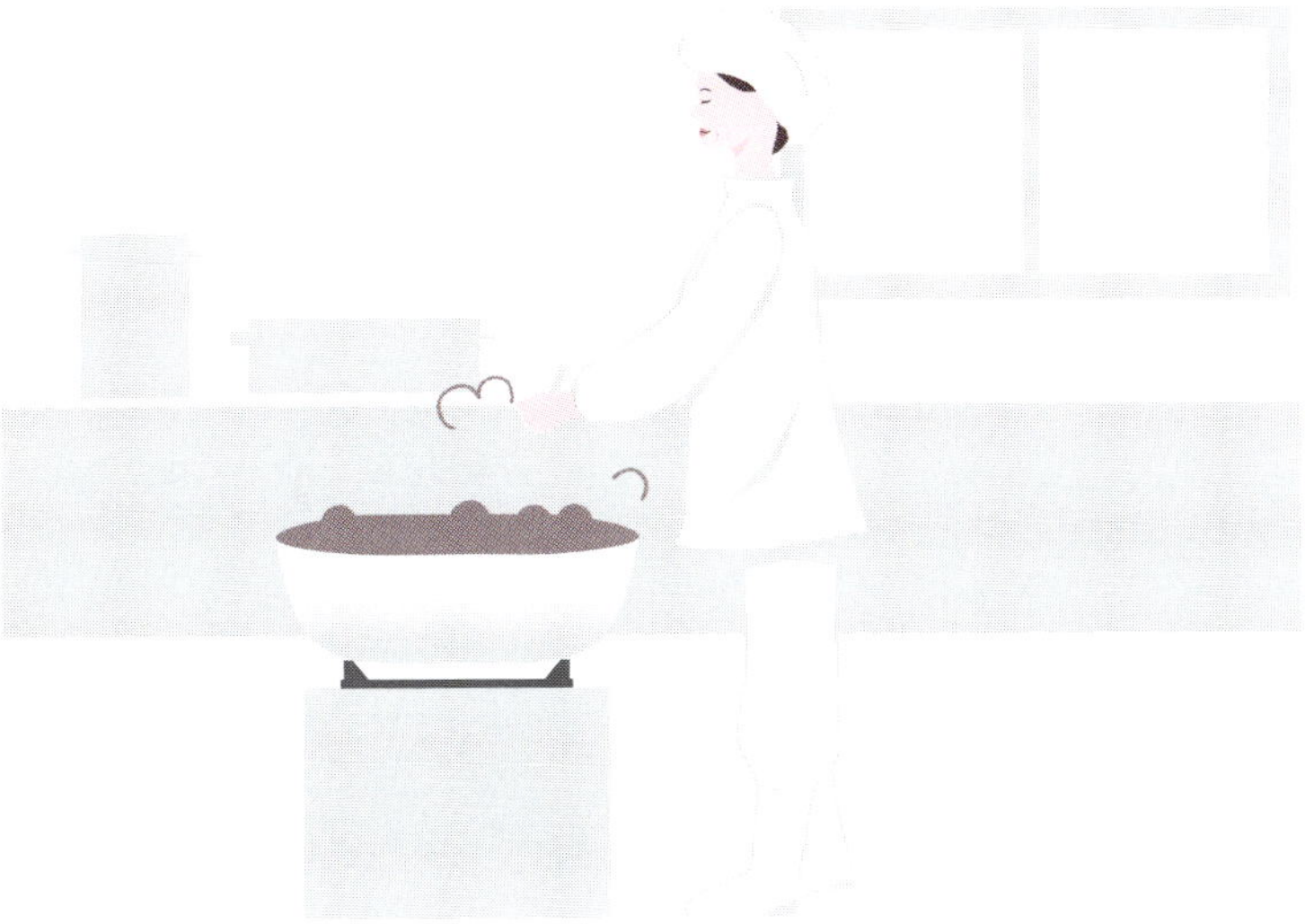

足に包帯を巻いていると立ち仕事でもつらくない

ぎると痛くなります。かといって、弱く巻いては効きません。自分なりの巻く強さの加減を会得する必要があります（中足骨頭部痛の場合の基本的なやり方は110ページを参照）。

最初は強く巻きすぎて夜中に無意識にはずしてしまうようなことがありましたが、何回かくり返しているうちに、自分に合った巻き方ができるようになりました。

また、仕事中も包帯療法を行うようにしました。調理の間は長靴をはいているので、右足に包帯を巻いてから長靴をはくようにしました。そうすると、足の痛みがやわらぐような気がするのです。

いまもそうですが、包帯療法は毎日行っています。簡単にできるし、習慣になると、しないほうが不自然な感じがします。それに、実際に足の痛みが消えていくので、包帯を巻かないわけにはいかなくなりました。包帯療法を始めて三～四ヵ月たったころには、明らかに足の痛みがなくなっていたのです。

現在、二年が経過しましたが、足の指のつけ根の痛みはまったくありません。あんなに苦しめられた足の裏のウオノメもいつの間にかなくなっていました。硬かった皮膚も元のように軟らかくなっています。

気がつくと、腰痛もなくなっていました。これは足の痛みが取れて、自然な歩き方ができるようになったためだと思います。包帯療法を続けているうちに、足の裏のアーチもしっかりしてきました。

患者とは現金なもので、つらかったときの記憶もあいまいになりつつあります。でも、包帯療法をやめるつもりはまったくありません。こんな簡単なことで足の健康が守れるなら、これからも続けたいと思っています。

青木先生のコメント

扇谷さんの症状は、当初ご自身が考えておられた外反母趾によるものではありませんでした。体験手記にもあるように、症状は足の指のつけ根が痛む中足骨頭部痛です。あまり知られていない病名ですが、患者数はかなり多いと推測されます。

これまでの臨床経験から、包帯療法は外反母趾だけでなく、中足骨頭部痛にもよく効いているため、包帯の巻き方を指導しました。扇谷さんは熱心に包帯療法を実践され、症状の改善には少し時間がかかりましたが、確実によくなりました。これは、外反母趾の場合と同じで、包帯で足を適度に締め付けることにより、足の筋肉のバランスが整ったためと考えられます。

おわりに

整形外科を研究し、その治療をまかされている医師の間で、まだまだあまり人気のないのが「足の外科」です。私自身は、もともと「手の外科」とか「背骨の外科（脊椎《せきつい》外科）」に興味を持っていたので、それはよくわかります。

いまでもそうですが、「足の外科」は専門医も少なく、大きな勢力を持つ分野ではありません。整形外科部門のなかでいちばん医師の数が多いのは、「脊椎外科」「手の外科」、そのあとは部位だけでいうと、「ひざ関節」「股関節《こかんせつ》」、その次に「足の外科」ぐらいの順番になります。

私は「手の外科」や「脊椎外科」に関心を持っていたので、自分はその分野へ進んでいくものと思って、勉強を続けていました。ところが、あるとき、先々代の教授から「足の外科」を志《こころざ》すように強くすすめられて、方向転換をしました。

そんなわけですから、「足の外科」は私がまったく見過ごしてきた未知の分野でした。しかし、そこに分け入ってみると、奥の深いことに気づきました。

なかでも、私の興味を引いたのが外反母趾《がいはんぼし》でした。外反母趾は足の外科では主要な病気の一つで、その手術がうまくこなせれば一人前の足の外科医と認めてもらえる状況でした。足の外科医を志したからには、この病気をしっかりと治せる医師になろうと思っていました。

そのため、外反母趾のことをいつも考えるようになり、その手術にとりわけ情熱を燃やしていました。ところが、本文でふれたように、医師としては完璧な手術ができたと思っても、外反母趾には再発するケースがかなりあるのです。

X線（レントゲン）やCTスキャン（コンピュータ断層撮影）、MRI（磁気共鳴画像《じききょうめいがぞう》診断《しんだん》）などの画像で、患部の神経がつまっていたり、骨が曲がっていたりするのを見ると、その異常のあるところさえ手術すればよくなると思いがちです。しかし、実際にはそうはいきません。それらの手術をいくらしても、治癒《ちゆ》しない例が出てくるのです。

なぜだろうか。そんな疑問を追究しているうちに、私は、手術で悪いと思われるところだけにアプローチしても問題は解決しないのではないか、ほかに何か気づいていないことがあるのではないか、と考えるようになったのです。

そして、最終的にたどり着いたのが「包帯療法」でした。外反母趾の手術に情熱を傾けているうちに、いつの間にか、私は足の外科の専門医としてはきわめてめずらしい、外反母趾の手術をしない医師になっていたのです。運命とは、なんと不思議なものなのでしょう。

「たかが包帯で……」

とはいえ、初めて包帯療法の話を聞いた人は、なかなか私のいうことを信じてくれません。一般的に治療というと、高額な費用がかかり、さまざまな技術や器具などを用いた、いかにもそれらしい方法がよいものと思われがちです。逆に、かかるお金も少ない、単純に思える方法はその効果を疑われがちです。

しかし、そうした常識に反して、いまのところ、外反母趾の治療に関しては、お金も少しだけですみ、簡単にできる包帯療法がいちばんよいと思っています。

いままで気がつかなかったことを広く知ってもらうことほど、困難なことはありません。おそらく私の考えに真っ先に賛同してくださるのも、本書で実際に包帯療法を試していただいた患者さんたちでしょう。

最後になりましたが、本書に体験手記を寄せてくださった患者さん方、包帯療法を信じて根気よく続けていただいているそのほかの患者さん方、日本医科大学整形外科学教室の先生方に、心より御礼申し上げます。

二〇一三年、啓蟄《けいちつ》

著者記す

参考文献

『外反母趾を自分で治す本』　青木孝文著　マキノ出版

青木孝文（あおき・たかふみ）
1957年、東京都生まれ。日本医科大学卒業。91年、日本医科大学大学院修了、医学博士修得。同年、日本医科大学整形外科医員助手。92年、ボストン大学神経筋研究センター留学。94年、帰国。97年、日本医科大学整形外科講師に昇任。99年、日本整形外科学会会長賞受賞。2008年、日本医科大学武蔵小杉病院整形外科部長、現在に至る。足の外科を中心に手足の神経、筋肉の活動の病態について研究を継続中。日本足の外科学会診断評価等基準委員会委員、日本足の外科学会編集委員会委員、日本運動器リハビリテーション学会評議員。

■ビタミン文庫

外反母趾は包帯1本で治せる

平成25年3月21日/第1刷発行
平成25年11月22日/第6刷発行

著　者　青　木　孝　文
発行者　梶　山　正　明
発行所　株式会社マキノ出版

〒113-8560　東京都文京区湯島2-31-8
☎03-3815-2981　振替00180-2-66439
マキノ出版のホームページ　http://www.makino-g.jp

印刷所
製本所　図書印刷株式会社

ISBN978-4-8376-1251-3

パーキンソン病に効く音楽療法CDブック
順天堂大学医学部附属浦安病院
医学部脳神経内科教授
林明人
大学病院や介護の現場で改善例が続出!
1500円

腎臓病を治す本
堀田修クリニック院長
堀田修
専門医が教える「根治のための治療法」と「生活習慣」
1300円

「歩けない痛み」が消える本
ゆうき指圧整体院院長
大谷内輝夫
100歳まで歩ける足腰をつくる
1333円

人は「骨盤」から健康になる
えにし治療院院長
中村考宏
ひざや腰の痛みが消えO脚、ねこ背、垂れ尻も解消!
1300円

赤ちゃんができる! ファータイル・ストレッチDVDブック
フィットネス・メディカルコーディネーター
竹内邦子
IVFなんばクリニック院長
森本義晴/監修
骨盤内の血流を促して妊娠体質に!
1429円

※消費税が別に加算されます。